PT・OT・STのための
リハビリテーション栄養

栄養ケアがリハを変える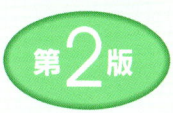

若林秀隆 著

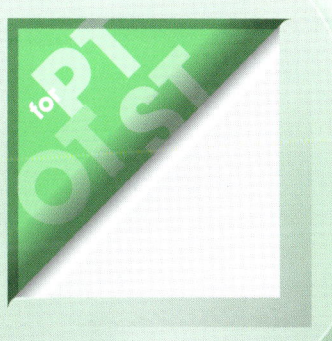

This book was originally published in Japanese
under the title of :

PT·OT·ST-NOTAMENO RIHABIRITESHON EIYO
—EIYO KEA-GA RIHA-WO KAERU
(Rehabilitation Nutrition for PT, OT, and ST
—Nutrition Care Changes Rehabilitation)

WAKABAYASHI, Hidetaka
 Assistant Professor, Department of Rehabilitation Medicine
 Yokohama City University Medical Center

© 2010 1st ed.
  2015 2nd ed.

ISHIYAKU PUBLISHERS, INC.
 7-10, Honkomagome 1 chome, Bunkyo-ku,
 Tokyo 113-8612, Japan

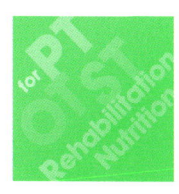

第2版の序文

　5年前に『PT・OT・STのためのリハビリテーション栄養』を医歯薬出版株式会社から出版させていただきました．その当時，リハビリテーションと栄養のつながりは，嚥下調整食を除くとごくわずかしかありませんでした．リハビリテーションの学会に行くと栄養の発表はほぼ皆無，栄養の学会に行くとリハビリテーションの発表はほぼ皆無という状況でした．ほとんどの医療人がリハビリテーションと栄養を完全に分けていました．そこでリハビリテーションにおける栄養の大切さを伝えたいという思いで，『PT・OT・STのためのリハビリテーション栄養』を執筆しました．結果として多くの反響をいただき今回，第2版を出版させていただくことになりました．

　主な変更点は，本文とコラムにリハビリテーション栄養の最新情報を含めたことと，4章構成であったものを3章構成にしたことです．地域連携は，地域一体型NSTからリハビリテーション栄養サマリーの紹介にしました．サルコペニアの定義が変わり，サルコペニアの摂食嚥下障害というコンセプトができました．

　現在ではリハビリテーション栄養という言葉と考え方が，リハビリテーションと栄養にかかわる医療人にかなり浸透しました．リハビリテーションの学会に行くと栄養の発表が増え，栄養の学会に行くとリハビリテーションの発表が増えました．リハビリテーション栄養に関する書籍は約10冊になりました．2011年に設立した日本リハビリテーション栄養研究会（https://sites.google.com/site/rehabnutrition/）の会員数は，4,000人を超えました．リハビリテーションと栄養を同時に考えることの必要性が，認識されつつあります．

　今後，リハビリテーション栄養をさらに発展させるためには，実践と研究の両立が必要です．リハビリテーション栄養というコンセプトは浸透しました．しかし，リハビリテーション栄養の実践の浸透は不十分です．回復期リハビリテーション病院や高度急性期病院だけでなく，地域包括ケア病棟，介護老人保健施設など高齢者・障害者施設，在宅での実践の普及が，次の5年の重要課題です．

　リハビリテーション栄養のガイドライン作成も，次の5年の重要課題です．ガイドラインを作成するには，リハビリテーション栄養の研究を多くの医療人が行い，エビデンスを構築することが必要です．そのため日本リハビリテーション栄養研究会では，臨床研究を学習する機会としてリハビリテーション栄養研究デザイン学習会を企画しています．会員限定企画ですので，興味のある方はぜひ日本リハビリテーション栄養研究会にご入会ください．

　リハビリテーション栄養に関する原点の書籍が，『PT・OT・STのためのリハビリテーション栄養』です．私の人生を変えた書籍といっても過言ではありません．なぜリハビリテーション栄養が大切かを，より多くの医療人に知っていただく第2版になれば幸いです．

　最後に医歯薬出版株式会社の小口真司さんには，第2版の出版というご提案をいただき，今回も大変お世話になりました．心よりお礼申し上げます．

2015年4月
若林秀隆

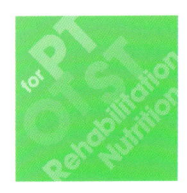

第1版の序文

　以前の私は，PT・OT・STを行っている患者さんの栄養状態は良好で，臨床栄養管理は適切だと思い込んでいました．機能評価と予後予測の際にも，栄養のことは全く考えていませんでした．しかし，不適切な臨床栄養管理などのために餓死した患者さんを何人もみてきました．餓死寸前の患者さんに必要なものは，訓練ではなく栄養です．この経験からリハビリテーション（以下リハ）科医師とPT・OT・STは，栄養状態を含めて全人的に評価して，それに見合った訓練を実施しなければいけないと痛感しました．

　私は前医で栄養サポートチーム（NST）を立ち上げました．NSTで回診する患者さんの多くはすでにPT・OT・STを行っていて，リハとNSTが協働して初めて，ADLやQOLが改善する患者さんを経験しました．自分が考えていた予後予測以上に改善していく患者さんをみて，栄養ケアなくしてリハなし，リハなくして栄養ケアなしと確信しています．

　現在，NSTのメンバーにPT・OT・STがいることは少ないです．経口摂取にかかわる摂食・嚥下リハを除くと，リハとNSTの連携が良好ともいえません．低栄養状態で不適切な臨床栄養管理が行われている患者さんに，安易にレジスタンストレーニングを行うPT・OT・STがいます．そんな状況に思い悩んでいたときに，PT・OT・ST向けの栄養の本がないのでつくってくださいとSTに頼まれました．そこで医歯薬出版に相談したところ，制作していただけることになりました．

　栄養ケアプランの立案は比較的難しいですが，栄養状態の基本的な評価は難しくありません．PT・OT・STなら誰でも習得できます．栄養評価を自分で行えるようになると，栄養障害の患者さんの多さを実感できます．栄養状態によって訓練内容を変更する必要があるため，栄養状態はバイタルサインの1つです．より多くのPT・OT・STが栄養状態を評価できるようになり，NSTに参画して成果を出してほしいと思います．本書がその一助になれば幸いです．

　本書の主な対象はPT・OT・STですが，管理栄養士，薬剤師，看護師，臨床検査技師などリハ関連職種以外の方々は，リハ栄養の基本を学習できます．臨床栄養管理の目標の1つは，蛋白異化を少なくして蛋白同化を促すことです．筋蛋白の増加には，レジスタンストレーニングの併用が必要です．体重が増えても筋肉ではなく脂肪が増えてしまっては，ADLやQOLはあまり改善しません．NSTとリハの適切な連携で，ADLやQOLがより向上することを理解していただければ幸いです．

　振り返ってみるとNSTを通じて多くの医療人と患者さんに出会い，多くのことを学ばせていただきました．皆様との出会いがなければ，私は今でも栄養を知らずに不適切な訓練を処方するリハ科医師だったはずです．本当にありがとうございました．今後もともに学び成長したいと考えています．

　最後に医歯薬出版株式会社の担当の方には，執筆や編集で大変お世話になりました．心よりお礼申し上げます．

2010年1月
若林秀隆

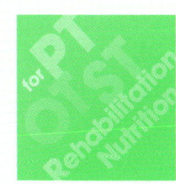

PT・OT・STのためのリハビリテーション栄養
栄養ケアがリハビリテーションを変える 第2版

CONTENTS

Chapter 1 リハビリテーションと栄養 …… 1

1 リハビリテーション栄養 …… 2
- なぜリハビリテーションに栄養が必要か …… 2
- リハビリテーション栄養 …… 3
- ICFと栄養 …… 4
- 訓練効果を高める栄養 …… 5
- フレイル …… 6

2 低栄養時の代謝 …… 8
- 同化と異化 …… 8
- 5大栄養素の基本 …… 9
- 低栄養の分類 …… 12

3 運動栄養学とリハビリテーション …… 16
- サルコペニア …… 16
- 栄養と運動のタイミング …… 19
- 筋力を高める栄養 …… 19
- 持久力を高める栄養 …… 19
- 訓練効果を高めるスケジュール …… 20

4 栄養状態悪化時のリハビリテーション …… 22
- 機能改善か機能維持か …… 22
- 栄養指標の目安 …… 23
- 栄養状態悪化時の訓練 …… 24

Column
- サプリメントとリハビリテーション …… 7
- プレハビリテーション …… 15
- サルコペニア肥満 …… 21
- サルコペニアの研究会 …… 21

Chapter 2 リハビリテーション栄養ケアマネジメント ……… 25

1 リハビリテーション栄養ケアマネジメント ……… 26
マネジメントとは ……… 26
セルフマネジメント ……… 26
リハビリテーション栄養ケアマネジメントとは ……… 27

2 リハビリテーション栄養スクリーニング ……… 30
SGA ……… 30
MNA®-SF ……… 32
EAT-10 ……… 32
身体計測 ……… 32
検査値 ……… 32

3 リハビリテーション栄養アセスメント ……… 36
身体計測 ……… 36
検査値 ……… 38
サルコペニアの原因と程度 ……… 39
摂食嚥下機能評価 ……… 39
老嚥とサルコペニアの摂食嚥下障害 ……… 42
リハビリテーションの種類・内容・時間 ……… 43
エネルギー消費量 ……… 44
エネルギー摂取量 ……… 45

4 リハビリテーション栄養ケアプラン ……… 47
リハビリテーション栄養のゴール設定 ……… 47
投与ルート ……… 47
推定エネルギー必要量 ……… 47
リハビリテーションの種類・内容・時間 ……… 50

5 NSTにおけるPT・OT・STの役割 ……… 51
NSTとは ……… 51
NSTとリハビリテーションの関連 ……… 52
チーム形態の種類 ……… 53
PT・OT・STの役割 ……… 54
リハビリテーション栄養の実践 ……… 58

COLUMN
リハビリテーション栄養とEBCP ……… 29
リハビリテーション訓練室に栄養剤を ……… 46
Refeeding症候群 ……… 50
リハビリテーション栄養のNST48プロジェクト ……… 58

Chapter 3 主な疾患のリハビリテーション栄養 ……… 59

 1 廃用症候群 ……………………………………………… 60
 2 脳卒中 …………………………………………………… 65
 3 パーキンソン病 ………………………………………… 70
 4 がん ……………………………………………………… 75
 5 誤嚥性肺炎 ……………………………………………… 80
 6 褥瘡 ……………………………………………………… 85
 7 大腿骨近位部骨折 ……………………………………… 90
 8 関節リウマチ …………………………………………… 95
 9 慢性閉塞性肺疾患 ……………………………………… 99
 10 慢性心不全 …………………………………………… 104

COLUMN

- 日本リハビリテーション栄養研究会と臨床研究 ……… 64
- ERASとESSENSE ……………………………………… 69
- 認知症のリハビリテーション栄養 ……………………… 74
- 脳性麻痺とリハビリテーション栄養 …………………… 79
- 在宅リハビリテーション栄養 …………………………… 84
- リハビリテーション栄養を海外に ……………………… 89
- 神経性食思不振症とリハビリテーション栄養 ………… 94
- リハビリテーション栄養ポケットガイド ……………… 103
- あなたの栄養足りていますか …………………………… 108

さらに自己学習したいPT・OT・STのための推奨サイトと
  推奨図書 ………………………………………………………… 109

索引 …………………………………………………………………… 112

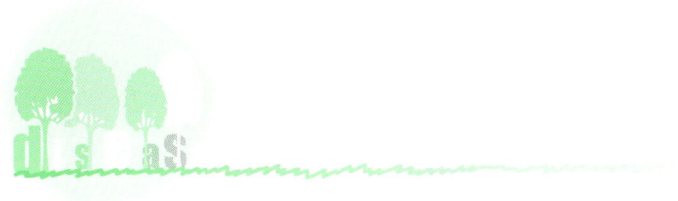

Chapter 1

リハビリテーションと栄養

Chapter 1 — リハビリテーションと栄養

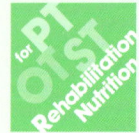

1 リハビリテーションと栄養

> **内容のポイント** POINT
> - リハを行っている患者の多くが低栄養状態である．
> - 栄養障害の患者に機能改善目的の訓練を行うと逆効果になることがある．
> - PT・OT・STがリハ栄養アセスメントを実施できることが望ましい．
> - 生活機能の評価ツールであるICFには，栄養関連の項目が含まれている．
> - リハに適切な栄養管理を並行することで，訓練効果が高まる．

なぜリハビリテーションに栄養が必要か

　理学療法士（PT）・作業療法士（OT）・言語聴覚士（ST）が機能訓練を行う際，患者の栄養状態は良好で適切な栄養管理が行われていると想定していることが多い．たとえば若年の運動器疾患の患者では，機能訓練に支障がない栄養状態のことが多い．栄養状態を意識しなくても，十分な訓練効果を期待できる．

　しかし実際には，超高齢社会や医師の臨床栄養に関する知識不足などの影響で，リハビリテーション（以下リハ）を行っている患者の多くが低栄養状態である．急性期病院では入院患者の3割から8割程度に栄養障害を認める．**図1**はある急性期病院の1カ月間すべての血中アルブミン値をグラフにしたものである．74.7％の検体でアルブミンが3.5g/dL以下であり，多くの入院患者が低栄養状態にあることが推測される．施設別に低栄養の高齢者の割合を簡易栄養状態評価表（mini nutritional assessment）で調査した研究では，病院よりリハ施設のほうが低栄養の割合が高かった（病院38.7％，リハ施設50.5％）[1]．また，リハ施設では低栄養のおそれありが41.2％で，栄養状態良好はわずか8.5％であった[1]．

　その結果，筋力やADLの改善を目標としたリハ依頼箋が処方されても，栄養障害のために改善を期待できない患者もいる（**表1**）．重度の栄養障害の患者にレジスタンストレーニングを行うと，かえって筋力が低下する可能性がある．栄養状態に大きな問題がない患者にしか，レジスタンストレーニングの効果は出ないはずである．しかし現状では，医師もPT・OT・STも栄養障害に気づかずにレジスタンストレーニングを行っていることがある．これでは筋力を低下させるために機能訓練を行っているようなものである．

　主治医やPT・OT・STが廃用症候群と判断している患者が，実は廃用症候群ではなく栄養障害のこともある．廃用症候群ではないのに廃用改善を目指した機能訓練を行うと，効果が出ないだけでなくかえって筋力が低下する可能性がある．ベッド上臥床のるいそう患者を，すべて廃用症候群と判断していないだろうか．廃用症候群には適切な診断基準がないため，

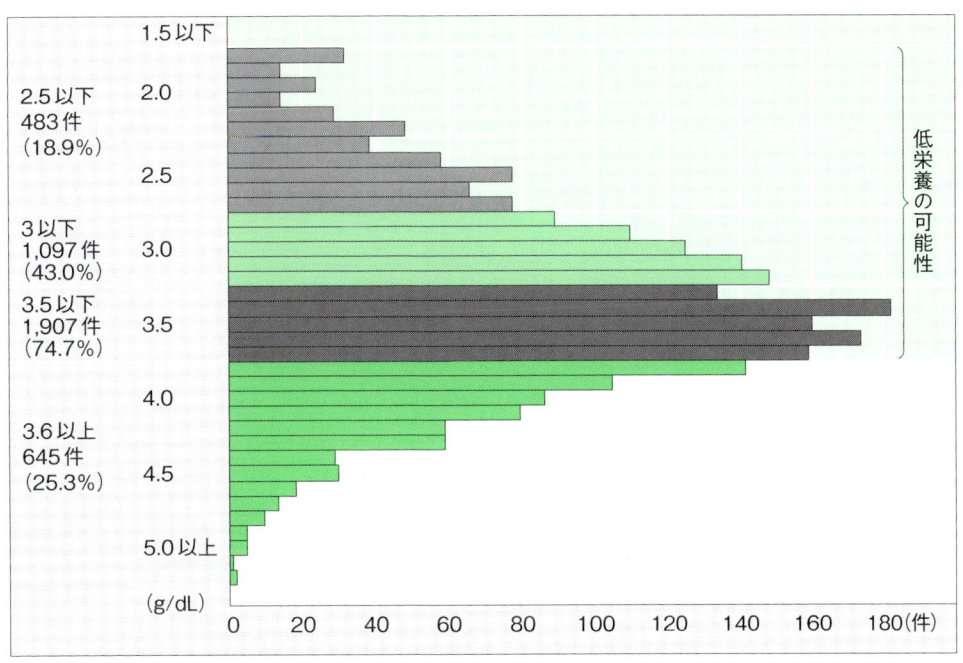

図1 急性期病院の1カ月間の血中アルブミン値（全2,552件）
ある急性期病院の1カ月間すべての血中アルブミン値をグラフにしたものである．74.7%の検体でアルブミンが3.5g/dL以下であり，多くの入院患者に低栄養の可能性が推測される．

表1 栄養状態と機能訓練の効果

	栄養状態良好	重度栄養障害
機能維持目的の訓練	機能維持〜改善	機能維持〜悪化
機能改善目的の訓練	機能改善	機能悪化

主治医やPT・OT・STの間で判断が異なる可能性はある．一方，るいそうや栄養障害には一定の診断基準があるので，正しく評価すれば判断が異なる可能性は少ない．問題は栄養状態を全く評価していない医師やPT・OT・STが多いことである．

リハビリテーション栄養

リハ栄養とは，栄養状態も含めてICF（International Classification of Functioning, Disability and Health；国際生活機能分類）で評価を行ったうえで，障害者や高齢者の機能，活動，参加を最大限発揮できるような栄養管理を行うことである[2]．リハ栄養管理の主な内容は，低栄養や不適切な栄養管理下におけるリハのリスク管理，リハの時間と負荷が増加した状況での適切な栄養管理，筋力・持久力などのさらなる改善の3つである．

現時点でのリハと栄養のエビデンスは乏しいが，栄養障害の患者では適切なリハと栄養管理の併用で，患者のADLやQOLの向上をより期待できると考える．栄養サポートチーム（Nutrition Support Team；NST）のある病院が増えているが，すべての患者に適切な栄養管理が行われているとは言いがたい．そのため，PT・OT・STがリハ栄養スクリーニングやリハ栄養アセスメントを行い，その患者の栄養状態に見合った訓練プログラムを立案できるこ

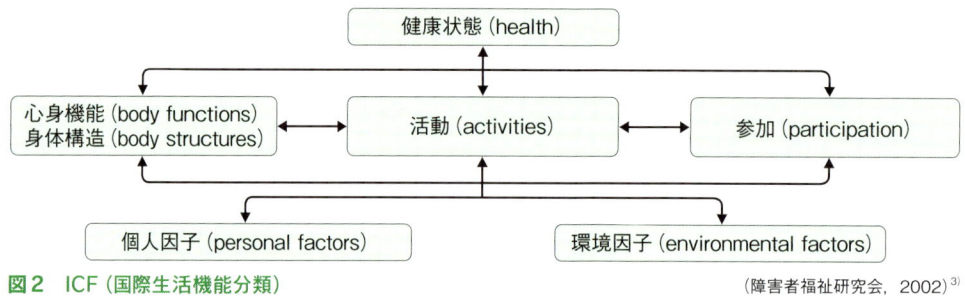

図2 ICF（国際生活機能分類）　　　　　　　　　　　　　　　　　　　　　　　　　　（障害者福祉研究会，2002）[3]

表2 ICFの栄養関連の項目例

b510　摂食機能	b515　消化機能	b540　全般的代謝機能
b5100　吸引	b5150　胃腸での食物の移動	b5400　基礎代謝率
b5101　咬断	b5151　食物の破砕	b5401　炭水化物代謝
b5102　臼磨	b5152　栄養の吸収	b5402　蛋白質代謝
b5103　口中での食物の処理	b5153　食物への耐性	b5403　脂肪代謝
b5104　唾液分泌		
b5105　嚥下	b520　同化機能	b545　水分・ミネラル・電解質
b51050　口腔内嚥下	b530　体重維持機能	バランスの機能
b51051　咽頭内嚥下		b5450　水分バランス
b51052　食道期嚥下		b5451　ミネラルバランス
b5106　逆流と嘔吐		b5452　電解質バランス

（障害者福祉研究会，2002）[3]

とが望ましい．

ICFと栄養

　ICFは，障害者の生活機能を，健康状態，心身機能・身体構造，活動，参加，個人因子，環境因子の6つの概念に分類して評価するツールである（**図2**）[3]．リハでは日常的に使用されているツールであるが，心身機能のなかで栄養関連の項目を評価して使用することは少ない．ここでは，ICFの心身機能に含まれている栄養関連の項目を解説する．

　ICFの心身機能の第1レベルに，消化器系・代謝系・内分泌系の機能がある．このなかには第2レベルとして，摂食機能，消化機能，同化機能，体重維持機能，全般的代謝機能，水分・ミネラル・電解質バランスの機能といった項目が含まれている（**表2**）[3]．栄養状態が良好でない場合には，これらの項目を評価することが望ましい．栄養関連項目の評価が抜けている場合には，全人的な評価とは言いがたい．

　ICFによる患者の評価例を**表3**に示した．栄養関連項目も含めて評価している．ICFの図からわかるように，心身機能である栄養関連項目は，健康・病気，活動，参加，個人因子，環境因子の5つの概念すべてと関連している．したがって，単に栄養関連の項目を評価するだけでなく，栄養が健康・病気，活動，参加，個人因子，環境因子にどのような影響を与えたり受けたりしているかを考えることが必要である．このように考えることで，より全人的な評価が可能になる．

　PT・OT・ST，リハ科医師，リハに積極的な看護師以外に，ICFを理解して活用している医療人は少ない．NSTにICFの概念をもち込むことで，NSTの質が向上する．

表3　ICFによる患者の評価例

健康・病気	脳梗塞，高血圧症，糖尿病，誤嚥性肺炎
機能障害	摂食嚥下機能（障害），構音機能（障害），右上下肢機能（片麻痺），高次脳機能（障害），呼吸機能（障害），心理機能（抑うつ状態），消化機能（障害），体重維持機能（障害・るいそう），全般的代謝機能（障害），水分・ミネラル・電解質バランスの機能（障害）
活動制限	食事活動（障害），歩行活動（障害），調理活動（障害），余暇活動（食べ歩き障害），コミュニケーション活動（障害）
参加制約	家庭復帰（困難），趣味（食べ歩き困難），経済（的困窮），レストラン（嚥下障害食なし）
個人因子	52歳男性，外向的，食べることが一番の楽しみ，外食多い
環境因子	1人暮らし，アパート1階，横浜在住，近所に友達多い，介護保険申請中，身体障害者手帳申請中，嚥下障害食の配食サービスなし

表4　栄養障害を認める患者のリハオーダー例

患者	年	性	疾患	経過	身長	体重	BMI	Alb	Hb
A	71	男	COPD急性増悪	2週間前に入院	160cm	33kg	12.9	3.4g/dL	12g/dL
B	52	女	右被殻出血 左片麻痺	発症後2週間	155cm	100kg	41.6	4.2g/dL	13g/dL
C	67	男	イレウス術後 廃用症候群	3週間前に入院	164cm	68kg	25.3	1.5g/dL	6.8g/dL
D	43	女	頸髄損傷 四肢麻痺	発症後3週間	158cm	120kg	48.1	3.7g/dL	14g/dL
E	87	女	誤嚥性肺炎	1週間前に入院	156cm	27kg	11.1	1.4g/dL	7.3g/dL

訓練効果を高める栄養

表4のような患者のリハオーダーが出た場合を考えてみる．これらの患者には，PT・OT・STによる機能訓練だけで，十分なリハの成果を出すことは難しい．患者A，Eは重度のるいそうであり，機能訓練より栄養改善が優先される．急性期病院にはこのような患者が少なくない．しかし，臨床栄養を理解していない主治医からは，筋力，ADLをアップさせたいからどんどん訓練をというリハオーダーが出る．

患者B，Dは重度の肥満であり，機能訓練と並行して減量を進めないと，杖と装具歩行（患者B）や車椅子（患者D）ベースでのADL自立は困難と考える．重度肥満患者の減量の必要性に関しては主治医も理解していることが多い．減量のための運動療法としてのリハも求められる．

患者Cは肥満傾向であるが，アルブミンやヘモグロビンの低下が著明であり，侵襲後の低栄養とサルコペニア肥満が疑われる．そのため，栄養改善と並行して機能訓練を行わないと機能改善は困難である．肥満だからやせればよい，たくさん運動すればよいというほど単純ではない．体格の割に筋肉量が少ないサルコペニア肥満のために，リハの効果がなかなか出ない患者もいる．

機能訓練を適切な栄養管理と並行した場合，しなかった場合に予測される経過を**表5**に示す．患者A，Eは餓死寸前であり，重度の栄養障害と不適切な栄養管理の結果，餓死するこ

表5 表4の患者の予測される経過例

患者	適切な臨床栄養管理を並行した場合	適切な臨床栄養管理を並行しなかった場合
A	2カ月後に歩行ベースでADL自立	7日後に餓死
B	8カ月後に歩行ベースでADL自立	8カ月後に車椅子ベースADLで一部自立
C	1カ月半後に歩行ベースでADL自立	3カ月後に車椅子ベースADLで一部自立
D	6カ月後に車椅子ベースでADL自立	6カ月後にベッド上ADLで一部自立
E	2カ月後に伝い歩きベースでADL一部自立	2日後に餓死

とがある．ただし，臨床栄養の知識がないために急変して死亡したとしか判断できず，餓死したことを理解できない医師もいる．餓死寸前の患者に必要なのは，リハではなく適切な栄養である．

肥満患者は，筋肉ではなく脂肪で減量できれば，リハゴールを改善できることがある．そのためには，単に食事の量を少なくするのではなく，脂肪を少なくして蛋白質は減らさないようにする．体重減少だけで安心してはいけない．体重減少の結果，ADLがより改善すれば正しい栄養管理である．一方，ADLが悪化するようであれば筋肉量の減少を伴っているため，適切な栄養管理とは言えない．

栄養障害を認める場合，適切な栄養管理を併用するかどうかで生命予後や機能予後が異なる．栄養状態には終末期でない限り障害固定という概念はなく，適切な栄養管理で栄養状態を改善できることが多い．PT・OT・STの訓練効果も変わる．重度の栄養障害で適切な栄養管理が行われていない場合に，患者に負担をかけるような機能訓練は禁忌である．

フレイル

フレイル（frailty）とは，高齢期に生理的予備能が低下することでストレスに対する脆弱性が亢進し，生活機能障害，要介護状態，死亡などの転帰に陥りやすい状態である．ただし，少なくとも基本的ADLは自立している状態であり，明らかな機能障害がある場合は，障害（disability）として区別する．フレイルの重要な原因は，サルコペニアと低栄養である．そのため，サルコペニアの評価と対応および栄養改善がフレイル対策，つまり障害予防に有用といえる．超高齢社会では，フレイル高齢者に対する予防的リハ栄養が重要である．

2013年に身体的フレイルのコンセンサス論文が発表された[4]．この論文では4つのポイントを報告している．

①身体的フレイルの定義は「多数の原因，誘因による医学的な症候群で，筋力，持久力の低下，生理的機能の低下が特徴であり，要介助状態や死亡にいたる脆弱性が増加した状態」である．

②身体的フレイルは運動，蛋白エネルギー補給，ビタミンD，多剤内服時の内服薬減少といった介入によって，潜在的に予防および治療することができる．

③FRAIL scale（**表6**）[5]のような簡単で短時間にできるスクリーニングテストを作成し妥当性を検証することで，医師が客観的にフレイルの人を認識できるようになる．

④身体的フレイルの最適な管理を行うために，70歳以上のすべての高齢者と，慢性疾患に

表6 FRAIL scale

疲労 Fatigue	過去4週間の疲労感が，いつももしくはほとんどの時間の場合に1点
抵抗 Resistance	10段の階段を上がる際に，休憩もしくは支援が必要な場合に1点
移動 Ambulation	数百ヤード（1ヤード＝91.44cm）の歩行が困難もしくは支援が必要な場合に1点
疾患 Illnesses	以下の疾患のうち，5疾患以上を認める場合に1点（関節炎，糖尿病，狭心症もしくは心筋梗塞，高血圧症，脳卒中，気管支喘息・慢性気管支炎・肺気腫，骨粗鬆症，大腸がん・皮膚がん，うつ病もしくは不安障害，アルツハイマー病もしくは他の認知症，下肢潰瘍）
体重減少 Loss of weight	過去12カ月間で5％以上の体重減少を認める場合に1点

(Morley et al, 2012)[5]

より有意な体重減少（5％以上の体重減少）を認めるすべての人を対象に，フレイルのスクリーニングを行うべきである．

文献

1) Kaiser MJ et al：Frequency of malnutrition in older adults：a multinational perspective using the Mini Nutritional Assessment. *J Am Geriatr Soc* **58**：1734-1738, 2010.
2) Wakabayashi H, Sakuma K：Rehabilitation nutrition for sarcopenia with disability：a combination of both rehabilitation and nutrition care management. *J Cachexia Sarcopenia Muscle* **5**：269-277, 2014.
3) 障害者福祉研究会：ICF国際生活機能分類—国際障害分類改定版，中央法規，2002，p17，pp85-89.
4) Morley JE et al：Frailty consensus：a call to action. *J Am Med Dir Assoc* **14**：392-397, 2013.
5) Morley JE et al：A simple frailty questionnaire（FRAIL）predicts outcomes in middle aged African Americans. *J Nutr Health Aging* **16**：601-608, 2012.

COLUMN サプリメントとリハビリテーション

　サプリメントとは，狭義にはアミノ酸，必須脂肪酸，ビタミン，ミネラルの栄養補給補助である．その他，食物繊維や植物由来の化合物や栄養素であるフィトケミカル（イソフラボン，アリシン，リコペン，カプサイシンなど）なども含まれる．フィトケミカルは必須栄養素ではないので，欠乏症になることはない．質の高いエビデンスがあるのは一部のサプリメントだけで，大半は真の効用が不明である．

　リハ栄養で最も重要なのは，エネルギー，蛋白質，水分，ビタミン，ミネラルの必要量の摂取である．通常の食事や臨床栄養管理でこれらが不足する場合には，狭義のサプリメントを用いる．狭義のサプリメントであれば，医薬品として処方できるものが少なくない．一方，フィトケミカルなど広義のサプリメントについては，現状ではリハ栄養管理で日常的に使用することは少ない．今後，質の高いエビデンスが出てくれば検討したい．

Chapter 1 — リハビリテーションと栄養

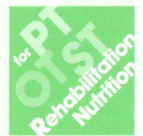

2 低栄養時の代謝

内容のポイント

- 代謝には同化（合成）と異化（分解）がある．
- 成人低栄養の原因は，飢餓，侵襲，悪液質に分類される．
- 飢餓で除脂肪体重の30％を失うと窒素死，餓死となる．
- 飢餓のときに窒素死や餓死につながる可能性のある訓練を行ってはいけない．
- 侵襲時は侵襲前の栄養状態が悪いほど，機能予後や生命予後が不良である．

同化と異化

　代謝には，栄養素の同化（合成）と異化（分解）がある．同化とは，生体内でエネルギーを用いて，糖質，脂質，蛋白質，核酸などを合成することであり，細胞の成長やすべての組織，臓器の維持に必要な過程である．同化がなければ筋肉などあらゆる生体構成成分を合成できず，生命として成立しない．

　一方，異化とは，糖質，脂質，蛋白質などを分解して，エネルギーを得る過程である．食事からエネルギーを得る過程も，生体構成成分を壊してエネルギーを得る過程も異化である．人間では同化と異化は関連してバランスをとっている．完全にバランスがとれた状態であれば，体重の変化はない．同化のほうが多ければ体重は増加し，異化のほうが多ければ体重は減少する．

　糖質食物の代謝の過程を図1に示す．消化吸収された栄養素は，同化（貯蔵，生体構成成分）もしくは異化（エネルギー産生）される．どの程度，同化，異化されるかは，食事の摂取量や栄養状態によって異なる．貯蔵された脂肪，グリコーゲンや生体構成成分は，飢餓や侵襲のときに異化される（表1）．

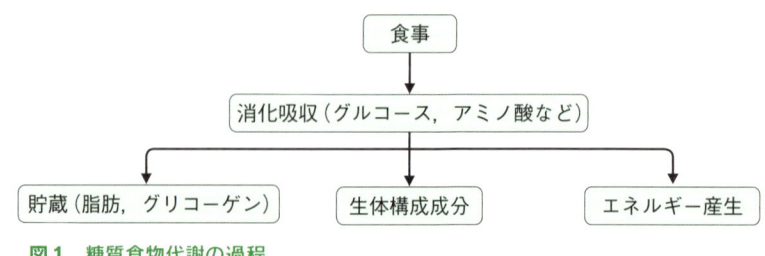

図1　糖質食物代謝の過程

表1 同化と異化の例

同化（合成）	異化（分解）
グルコース → グリコーゲン	グリコーゲン → グルコース → 解糖 → クエン酸回路
アミノ酸 → 蛋白質	蛋白質 → アミノ酸 → クエン酸回路
脂肪酸 → 中性脂肪	中性脂肪 → 脂肪酸 → クエン酸回路

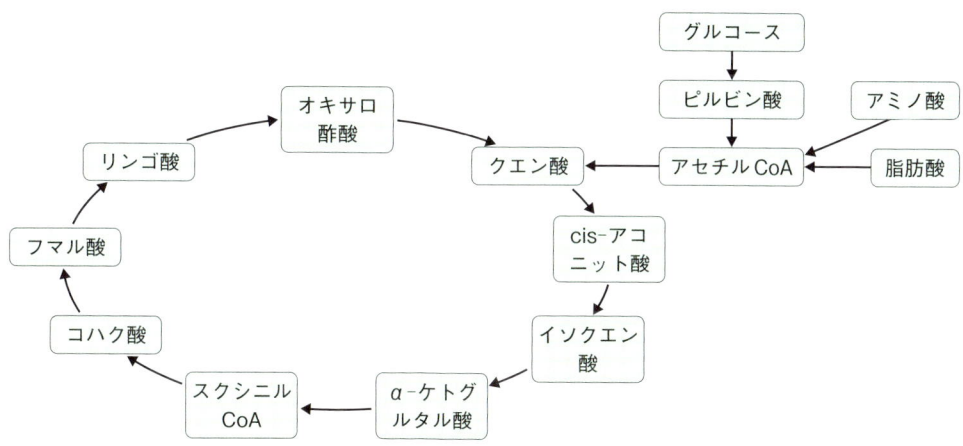

図2　クエン酸回路
グルコース，脂肪酸，アミノ酸はすべてアセチルCoAに代謝される．クエン酸回路は，アセチルCoAとオキサロ酢酸と水からクエン酸を生じることから始まる．その後，回路で酸化される過程でATPを生成し，最終的にオキサロ酢酸となる．このオキサロ酢酸とアセチルCoAで次のクエン酸回路が始まる．

　クエン酸回路（TCA回路，クレブス回路）（**図2**）は，糖質，脂質，蛋白質の異化の最終的な共通経路である．また，糖新生，脂質合成，アミノ酸の相互変換といった同化でも重要な役割を果たしている．

　運動をしないで生体内に貯蔵できるのは，脂肪とグリコーゲンだけである．つまり，蛋白質を含めて栄養を過剰に摂取しても，運動をしなければ筋肉量は増えない．過剰な栄養の多くは，脂肪として体内に蓄積される．

　レジスタンストレーニングの目的は，筋肉量の増加，蛋白質の同化である．しかし，同化には筋肉の原材料であるアミノ酸だけでなく，エネルギーが必要である．飢餓のときは，原材料のアミノ酸やエネルギーが不足している．つまり，飢餓のときにレジスタンストレーニングを行っても，アミノ酸やエネルギーを得るために筋肉の蛋白質をさらに分解するため，筋肉量はかえって減少することになる．

5大栄養素の基本

　5大栄養素は糖質，脂質，蛋白質，ビタミン，ミネラルである．これらの主な機能を**表2**に示す．主なエネルギー源は糖質と脂質，主な生体の構成材料は，蛋白質とミネラルである．

①糖質

　$C_m(H_2O)_n$の3元素で表すことができる．糖質1gは4kcalである．主な種類を**表3**に示す．

表2　5大栄養素の主な機能

栄養素	機能
糖質	エネルギー源，生体の構成材料（細胞膜，糖鎖など）
脂質	エネルギー源，生体の構成材料（細胞膜など）
蛋白質	生体の構成材料（筋肉，アルブミンなど），酵素，エネルギー源
ビタミン	生体反応の調整成分
ミネラル	生体反応の調整成分，生体の構成材料（骨，ヘモグロビンなど）

表3　主な糖質の種類

単糖類：グルコース，フルクトースなど
二糖類：マルトース（グルコース＋グルコース），スクロース（グルコース＋フルクトース）など
多糖類：グリコーゲン，デンプン，デキストリンなど

表4　主な脂肪酸の種類

飽和脂肪酸：ステアリン酸など
1価不飽和脂肪酸：オレイン酸など
n-6系多価不飽和脂肪酸：γリノレン酸，リノール酸，アラキドン酸など
n-3系多価不飽和脂肪酸：αリノレン酸，EPA；Eicosapentaenoic acid，エイコサペンタエン酸，DHA；Docosahexaenoic acid，ドコサヘキサエン酸など

生理的に重要なのはグルコースである．腸管から吸収されたグルコースは肝臓で代謝され，動物の貯蔵糖質であるグリコーゲン合成に利用される．グルコースは脳が最も利用しやすいだけでなく，赤血球では必須のエネルギー源である．グリコーゲンが枯渇すると持久力が低下するため，訓練前の食事でグリコーゲンを貯蔵することが重要である．

　血中のグルコースは，食事，グリコーゲン分解，糖新生から得られる．ただし，肝臓や筋肉のグリコーゲンの貯蔵量は300〜500g程度と少なく，禁食では12〜24時間程度でしかグルコースを供給できない．その後は糖新生として，筋肉の蛋白質を分解して生じる糖原性アミノ酸と，脂肪を分解して生じるグリセロールからグルコースを合成する．糖新生にはエネルギーが必要である．飢餓による筋肉量の減少の予防には，栄養投与が必要である．

②**脂質**

　中性脂肪（トリグリセリド）は，グリセロールと3つの脂肪酸で構成されている．脂質1gは9kcalである．ただし，1gの脂肪組織は水，電解質，蛋白質も含まれるため約7kcalである．

　主な脂肪酸の種類を**表4**に示す．このうち，一部の脂肪酸（リノール酸，リノレン酸，アラキドン酸）は生体内で合成できない必須脂肪酸である．そのため，静脈栄養のみの栄養管理で脂肪乳剤を長期間使用しないと，必須脂肪酸欠乏症状（皮疹など）を生じる．

　過剰な栄養は中性脂肪に変換されて体内に蓄積される．一定の体脂肪量は生体機能の維持に必要であるが，過剰な体脂肪はリハの阻害因子となる．

③**蛋白質**

　蛋白質はアミノ酸から構成され，1gは4kcalである．ただし1gの筋肉は約75％の水分を含むため1kcalである．蛋白質を構成するアミノ酸の種類を**表5**に示す．生体内で合成できない必須アミノ酸と，合成できる非必須アミノ酸に分けられる．

　筋肉は蛋白質の重要な貯蔵源である．そのため，飢餓や侵襲のときは，筋肉の蛋白質を壊

表5 アミノ酸の種類

必須アミノ酸	非必須アミノ酸
バリン	プロリン
ロイシン	アスパラギン酸
イソロイシン	グルタミン酸
リジン	セリン
スレオニン	アスパラギン
メチオニン	グルタミン
フェニルアラニン	アラニン
トリプトファン	グリシン
ヒスチジン	チロシン
（アルギニン）	システイン

表6 水溶性ビタミンの種類，作用，欠乏症状

種類	成分	主な作用	主な欠乏症状
ビタミンB1	チアミン	糖質代謝	乳酸アシドーシス，脚気
ビタミンB2	リボフラビン	酸化還元	口角炎，創傷治癒遅延
ビタミンB6	ピリドキシン	アミノ酸代謝	貧血，末梢神経炎
ビタミンB12	コバラミン	メチオニン合成	悪性貧血，末梢神経障害
葉酸	葉酸	DNA合成	巨赤芽球性貧血
ナイアシン	ニコチン酸	脱水素反応	認知症，ペラグラ
パントテン酸	パントテン酸	脂質代謝	皮膚炎，末梢神経障害
ビオチン	ビオチン	脂肪酸合成	脱毛，皮膚炎
ビタミンC	アスコルビン酸	コラーゲン合成	壊血病，創傷治癒遅延

表7 脂溶性ビタミンの種類，作用，欠乏症状

種類	成分	主な作用	主な欠乏症状
ビタミンA	レチノール	視覚・成長促進	夜盲症，皮膚炎
ビタミンD	カルシフェロール	骨代謝	くる病，骨粗鬆症
ビタミンE	トコフェロール	抗酸化作用	溶血性貧血，小脳失調
ビタミンK	メナキノンなど	血液凝固・骨形成	出血傾向

してグルタミンやアラニンなどの血漿アミノ酸が供給される．このとき，適切な臨床栄養管理なしにレジスタンストレーニングを行うと，さらに筋肉を壊すことになる．ヘモグロビンも蛋白質の一種であり，低栄養状態では合成が減るため貧血となる．

基礎エネルギー消費量の約1/3は，筋肉で消費されている．つまり，筋肉量が増えれば，基礎エネルギー消費量や活動時のエネルギー消費量が増えて，やや太りにくい体になる．

④ ビタミン

ビタミンは水溶性と脂溶性の2種類に分けられる．脂溶性ビタミンは，過剰分が肝臓に蓄積されるため欠乏症になりにくい．水溶性ビタミンは，過剰分が尿中に排泄されるため摂取がないと1～7日程度で欠乏症となる．それぞれの種類，作用，欠乏症状を表6, 7に示す．

⑤ ミネラル

ミネラルは電解質と微量元素に分類される．微量元素は，鉄よりも生体内の含有量が少ないものである．主な電解質と微量元素の種類，作用，欠乏症状を表8, 9に示す．

表8 電解質の種類，作用，欠乏症状

種類	主な作用	主な欠乏症状
Na（ナトリウム）	細胞外液と浸透圧の維持	意識障害，無力状態
Cl（クロール）	バランスとしての陰イオン	アルカローシス
HCO_3（重炭酸）	酸塩基平衡の調節と維持	アシドーシス
K（カリウム）	神経・筋肉の興奮・伝達・収縮	筋力低下，麻痺性イレウス
Mg（マグネシウム）	細胞内酵素活性	嘔吐，脱力感
Ca（カルシウム）	酵素の活性化，筋収縮	テタニー，意識障害
P（リン）	酵素の活性化，ATPの供給	意識障害，筋力低下

表9 微量元素の種類，作用，欠乏症状

種類	主な作用	主な欠乏症状
Fe（鉄）	酸素運搬，造血	鉄欠乏性貧血
Cu（銅）	造血，骨代謝	貧血，顆粒球減少
Zn（亜鉛）	蛋白代謝，創傷治癒促進	味覚障害，創傷治癒遅延，皮疹
Mn（マンガン）	脂質代謝，骨代謝	成長遅延，酸化ストレス
I（ヨウ素）	甲状腺ホルモンの構成成分	甲状腺腫
Co（コバルト）	ビタミンB12の構成成分	悪性貧血
Cr（クロム）	糖代謝，脂質代謝	耐糖能異常，末梢神経障害
Se（セレン）	抗酸化作用	心筋症，酸化ストレス
Mo（モリブデン）	アミノ酸代謝	成長遅延

低栄養の分類

　成人低栄養の原因は，急性疾患・損傷（急性炎症，侵襲），慢性疾患（慢性炎症，悪液質），社会生活環境（飢餓）の3つに分類される[1]．ここでの慢性の定義は，疾患が3カ月以上継続する場合である．

飢餓

　飢餓とは，エネルギーや蛋白質の摂取量が不足する状態が持続して低栄養になっていることである．マラスムス，クワシオコール，マラスムス性クワシオコール（混合型）に分類される．しかし，わが国でクワシオコールを認めることは稀である．短期の飢餓では，肝臓のグリコーゲンと脂肪組織の脂肪の異化（分解）が行われる．しかし，グリコーゲンは12～24時間で枯渇するため，その後は筋肉や腸管の蛋白質の異化で生じた糖原生アミノ酸からグルコースが合成される（糖新生）．長期の飢餓では，多くの組織がグルコースではなく，遊離脂肪酸から産生したケトン体からエネルギーを獲得する．

　飢餓では体重減少によって，基礎エネルギー消費量と活動時のエネルギー消費量が低下する．さらに飢餓が悪化すると，免疫能の低下，創傷治癒遅延，臓器障害を認め，除脂肪体重（lean body mass；LBM）の30％を失うと窒素死（nitrogen death）に至る（図3）．つまり餓死である．体重減少の際には除脂肪体重だけでなく脂肪も減少するため，全体重の30％失

うと必ず餓死するとは限らない．しかし，30％の体重減少は生命の危機と考えるべきである．医療人のなかには，窒素死，餓死という概念を知らない人が少なくない．

1日のエネルギー摂取量が基礎エネルギー消費量以下のような臨床栄養管理が長期間続けば，やがて必ず窒素死，餓死となる．そのため，飢餓を判断できることと，飢餓の患者に窒素死や餓死につながる可能性のある訓練を行わないことは，安全管理としてPT・OT・STの必須の知識である．同化より異化が進んでいる患者にレジスタンストレーニングを行うことは有害である．

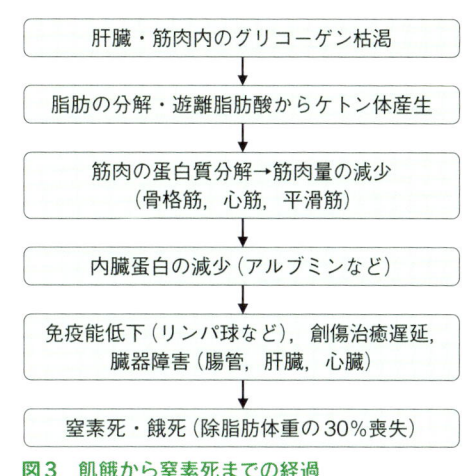

図3　飢餓から窒素死までの経過

侵襲

侵襲とは，生体の内部環境の恒常性を乱す可能性がある刺激である．具体的には手術，外傷，骨折，急性感染症，熱傷などがある．

侵襲下の代謝変化は，傷害期，異化期，同化期に分けられる（**図4**）．傷害期は短いが，エネルギー消費量が低下する．異化期では筋肉の蛋白質の異化や脂肪の異化で，治癒反応へのエネルギーが供給される．異化期では適切な栄養療法で一部，異化の抑制が可能である．一方，同化期では適切な栄養投与と運動療法の併用が必要である．

つまり，異化期にレジスタンストレーニングを行っても，筋蛋白質の増加は難しい．異化期は安静などによる二次的合併症の予防が目標となる．同化期に適切な臨床栄養管理の下でレジスタンストレーニングを行えば，筋蛋白質は増加する．同化期は筋力や体力の改善が目標となる．

侵襲時，ほとんどのアミノ酸は筋肉から供給される．高度の侵襲では，1日250g以上のアミノ酸が供給される．そのすべてが筋肉から供給される場合，1日1kg以上の筋肉量の減

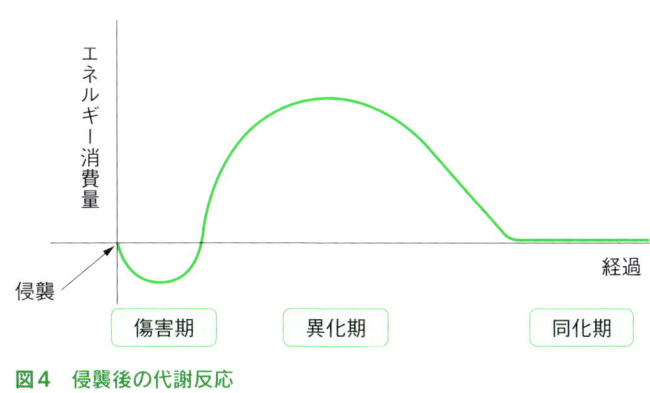

図4　侵襲後の代謝反応

表10 侵襲前の栄養状態と中等度侵襲への反応

	栄養状態良好	中等度栄養障害	重度栄養障害
筋力低下	軽度〜なし	中等度	重度
感染症の合併頻度	少ない	中等度	多い
褥瘡の合併頻度	少ない，浅い	中等度	多い，深い
機能予後	良好	回復に時間を要するが良好なことが多い	不良
生命予後	良好	良好	不良

表11 悪液質の診断基準

以下の2つは必要条件
- 悪液質の原因疾患の存在
- 12カ月で5%以上の体重減少もしくはBMI20未満

その上で以下の5つのうち3つ以上に該当
① 筋力低下
② 疲労
③ 食思不振
④ 除脂肪指数（筋肉量）低下
⑤ 検査値異常（CRP＞0.5mg/dL，Hb＜12.0g/dL，Alb＜3.2g/dL）

表12 がんの前悪液質・悪液質・不応性悪液質の診断基準

前悪液質
　6カ月で5%未満の体重減少
　食思不振や代謝変化を認めることがある
悪液質
　6カ月で5%以上の体重減少（BMI 20未満かサルコペニアのときは2%以上の体重減少）
　食事量減少や全身炎症を認めることが多い
不応性悪液質
　以下の6項目すべてに該当
　① 悪液質の診断基準に該当
　② 生命予後が3カ月未満
　③ Performance status が3か4
　④ 抗がん治療の効果がない
　⑤ 異化が進んでいる
　⑥ 人工的栄養サポートの適応がない

少となる．高度の侵襲後のリハでは，筋肉の喪失が著しいため，侵襲前の栄養状態が良好でも回復には時間を要する．

　高度の侵襲時に多量のエネルギーや蛋白質を投与しても，異化は一部しか防げない．余分なエネルギーは脂肪に変換されるので，一見体重を維持できても筋肉が減少した分，脂肪が増えただけである．過度な脂肪はリハの阻害因子となるため，過不足のないエネルギーや蛋白質の投与が求められる．

　中等度侵襲への反応は，侵襲前の栄養状態によって異なる（**表10**）．侵襲前の栄養状態が良好であれば，リハに大きな問題はない．一方，侵襲前の栄養状態が不良なときは，機能予後や生命予後も不良となる．侵襲前の栄養状態と侵襲の程度の把握が，適切な訓練プログラムの立案に必要である．

悪液質

　悪液質（cachexia）は，「併存疾患に関連する複雑な代謝症候群で，筋肉の喪失が特徴である．脂肪は喪失することもしないこともある．顕著な臨床的特徴は成人の体重減少（水分管理除く），小児の成長障害（内分泌疾患除く）である．食思不振，炎症，インスリン抵抗性，筋蛋白崩壊の増加がよく関連している．飢餓，加齢に伴う筋肉喪失，うつ病，吸収障害，甲状腺機能亢進症とは異なる」[2]と定義されている．

　悪液質の原因疾患には，がんだけでなく，慢性感染症（結核，エイズなど），膠原病（関節リウマチなど），慢性心不全，慢性腎不全，慢性呼吸不全，慢性肝不全，炎症性腸疾患など

がある．これらの疾患を合併した患者に低栄養を認める場合，悪液質を疑う．悪液質の診断基準を**表11**に示す[2]．悪液質では慢性炎症を認めるため，CRP0.3〜0.5mg/dL以上のことが多い．がんの場合には，前悪液質，悪液質，不応性悪液質と段階別の診断基準がある（**表12**）[3]．

文献

1) White JV et al：Characteristics recommended for the identification and documentation of adult malnutrition (undernutrition). *JPEN* **36**：275-283, 2012.
2) Evans WJ et al：Cachexia：a new definition. *Clin Nutr* **27**：793-799, 2008.
3) Fearon K et al：Definition and classification of cancer cachexia：an international consensus. *Lancet Oncol* **12**：489-495, 2011.

CLINICAL COLUMN　プレハビリテーション

　プレハビリテーションとはpreとrehabilitationを合体させた用語であり，術前に身体機能を強化することで術後の合併症予防，身体的活動性の早期自立，早期退院を目指す取り組みである．運動療法だけでなく，栄養管理，運動直後の栄養摂取，疼痛管理，不安軽減などを含むこともある．たとえば，術前に1〜3カ月程度，有酸素運動，レジスタンストレーニングと栄養補給（有酸素運動の3時間前に140gの糖質を摂取，レジスタンストレーニングの直後に蛋白質10g，糖質7g，脂質3gを摂取）の併用が，筋肥大に有用とされている[1]．

　ADL，身体機能，栄養状態に問題がある高齢者では，待機手術の前に運動療法，栄養療法，不安軽減を含めた包括的なプレハビリテーションを行うことで，入院期間の短縮や合併症の軽減が可能と思われる．外来患者でもプレハビリテーションによりサルコペニアを改善させることで，健康増進，疾患予防につながる可能性がある．高齢社会がさらに進む日本では，運動療法と栄養療法を併用したプレハビリテーションの重要性が増加すると考える．

1) Carli F, Zavorsky GS：Optimizing functional exercise capacity in the elderly surgical population. *Curr Opin Clin Nutr Metab Care* **8**：23-32, 2005.

Chapter 1 — リハビリテーションと栄養

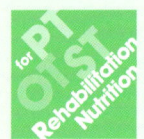

3 運動栄養学とリハビリテーション

内容のポイント POINT

- ▶ サルコペニアの原因には，加齢，活動，栄養，疾患がある．
- ▶ サルコペニアの原因に合わせたリハと栄養管理を行う．
- ▶ 栄養と運動のタイミングで，筋力や持久力がより改善する可能性がある．
- ▶ 筋力や持久力の改善のために，主に蛋白質と糖質を適切に摂取する．
- ▶ 食事時間を配慮して訓練スケジュールを決めることで，訓練効果が高まる可能性がある．

サルコペニア

　サルコペニア（sarcopenia）は当初，加齢による筋肉量減少のみを意味する言葉であった．しかし，2010年に発表されたEuropean Working Group on Sarcopenia in Older People（EWGSOP）のコンセンサス論文で，サルコペニアは進行性，全身性に認める筋肉量減少と筋力低下であり，身体機能障害，QOL低下，死のリスクを伴うと定義された[1]．筋肉量減少単独の場合にはサルコペニアとよばず，筋肉量減少に加え筋力低下もしくは身体機能低下を認めた場合にサルコペニアとよぶ．2014年に発表されたAsian Working Group for Sarcopenia（AWGS）のコンセンサス論文でも同様である[2]．

サルコペニアの診断

　EWGSOPでは，筋肉量減少（例：若年の2標準偏差以下）を認め，筋力低下（例：握力：男性30kg未満，女性20kg未満）もしくは身体機能低下（例：歩行速度0.8m/s未満）を認めた場合にサルコペニアと診断する[1]．AWGSのサルコペニアの診断基準は，筋力低下（握力：男性26kg未満，女性18kg未満）もしくは身体機能低下（歩行速度0.8m/s未満）を認め，筋肉量減少も認めた場合である[2]．筋肉量より先に筋力と身体機能を評価して，両方とも正常であれば，筋肉量を評価しなくてもサルコペニアではないと診断する．

　AWGSの筋肉量減少のカットオフ値は，骨格筋指数＝四肢骨格筋量（kg）÷身長（m）÷身長（m）がDEXA（二重エネルギーX線吸収測定法）で男性$7.0 kg/m^2$，女性$5.4 kg/m^2$，BIA（生体インピーダンス法）で男性$7.0 kg/m^2$，女性$5.7 kg/m^2$である．検査機器を用いて筋肉量を評価することが難しい場合には，下腿周囲長が男性で34cm未満，女性で33cm未満を臨床での筋肉量減少の目安とする．

表1　サルコペニアの原因

原発性サルコペニア
　加齢の影響のみで，活動・栄養・疾患の影響はない
二次性サルコペニア
　活動によるサルコペニア：廃用性筋萎縮，無重力
　栄養によるサルコペニア：飢餓，エネルギー摂取量不足
　疾患によるサルコペニア
　　侵　襲：急性疾患・炎症（手術，外傷，熱傷，急性感染症など）
　　悪液質：慢性疾患・炎症（がん，慢性心不全，慢性腎不全，慢性呼吸不全，
　　　　　　慢性肝不全，膠原病，慢性感染症など）
　　原疾患：筋萎縮性側索硬化症，多発性筋炎，甲状腺機能亢進症など

(Cruz-Jentoft et al, 2010)[1]

サルコペニアの原因

　サルコペニアの原因が加齢のみの場合を原発性サルコペニア，その他の原因（活動，栄養，疾患）の場合を二次性サルコペニアと分類する（**表1**）[1]．成人低栄養の原因である飢餓，侵襲，悪液質は，すべて二次性サルコペニアの原因である．そのため，低栄養では二次性サルコペニアを認めることが多い．ここでは加齢，活動，疾患のうち原疾患について解説する．

①加齢

　加齢とともに骨格筋は筋線維の数が減少し，筋線維自体も萎縮する．加齢によるサルコペニアで主に萎縮するのはtype II 筋線維（速筋，白筋）である．一方，廃用性筋萎縮では主にtype I 筋線維（遅筋，赤筋）が萎縮する．廃用性筋萎縮とは異なり，加齢によるサルコペニアでは運動ニューロンと運動単位数が減少する．骨格筋再生に重要な筋芽細胞に分化する筋衛星細胞の数も減少し，筋芽細胞への分化も抑制される．

　加齢によるサルコペニアには，栄養，身体活動，ホルモン，炎症など多くの要因が関与していると考えられている．加齢とともにテストステロン，エストロゲン，成長ホルモンといった同化促進ホルモンの血中濃度が低下し，炎症性サイトカインであるInterleukin-6やTumor Necrosis Factor-α（TNF-α）の産生が増加する．

②活動

　活動によるサルコペニアは，不活動，安静臥床，無重力などが原因で生じる廃用性筋萎縮である．つまり，廃用症候群の一部と言える．急性期病院で生じることが多いが，在宅でも閉じこもりの生活で生じることが少なくない．予備力の少ない高齢者や障害者では，軽度の侵襲や短期間の安静でも廃用症候群を認めやすい．廃用症候群の入院患者の88～91%に低栄養を認めるため，必ず栄養評価を行う[3,4]．

③原疾患

　多発性筋炎・皮膚筋炎，筋萎縮性側索硬化症（ALS），筋ジストロフィー，重症筋無力症，封入体筋炎，各種ニューロパチーなどの神経筋疾患によって，筋肉量減少，筋力低下，身体機能低下を認める．甲状腺機能亢進症でも認めることがある．ただし，原疾患によるサルコペニアを認める患者でも，加齢，活動，栄養，侵襲，悪液質によるサルコペニアを合併する

可能性があることに留意する．

サルコペニアの対応

サルコペニアの対応は，原因によって異なるため，リハ栄養の考え方が有用である．

①加齢

最も有効なのはレジスタンストレーニングである．レジスタンストレーニング直後の分岐鎖アミノ酸（BCAA）摂取も有用な可能性が高い．ビタミンDが欠乏している場合には，ビタミンDを投与する．

②活動

不要な安静臥床や禁食を避けて，四肢体幹の筋肉量や筋力を低下させないことが重要である．入院当日から早期離床，身体活動，早期経口摂取を行い，廃用性筋萎縮をできる限り予防する．

③栄養

飢餓からの栄養改善を目指す場合，1日エネルギー必要量＝1日エネルギー消費量（基礎エネルギー消費量×活動係数×ストレス係数）＋エネルギー蓄積量（200〜750kcal）とする．計算上は7,000〜7,500kcal程度のエネルギーバランスをプラスにすると体重が1kg増加する．

飢餓で栄養状態が悪化している場合には，安静臥床にしないで機能維持目的の訓練を行う．具体的には，関節可動域訓練，ポジショニング，ストレッチ，物理療法，呼吸訓練の一部（レジスタンストレーニング除く），座位訓練，ADL訓練などがある．機能維持目的の訓練でも，動作学習などで歩行能力やADLが改善することは少なくない．

④侵襲

異化期の1日エネルギー投与量は，筋肉の分解によって生じる内因性エネルギーを考慮して15〜30kcal/kgを目安とする．一方，同化期では1日エネルギー必要量＝1日エネルギー消費量＋エネルギー蓄積量（200〜750kcal）とする．CRP 3mg/dL以下を同化期と考える目安がある．

異化期のリハでは，飢餓のときと同様に機能維持目的の訓練を行う．同化期のリハではサルコペニアの改善を目標に，栄養改善を目指した栄養管理とレジスタンストレーニングを同時に行う．

⑤悪液質

悪液質の場合，栄養療法，運動療法，薬物療法を含めた包括的な対応を行う．終末期でない悪液質の場合には，運動療法が重要である．運動には慢性炎症を改善させる抗炎症作用があるため，飢餓や侵襲の異化期でない場合には，レジスタンストレーニングや持久性トレーニングを実施する．ただし，易疲労や全身倦怠感を認めることが多いため，少量頻回で行う．栄養療法では，高蛋白質食（1.5g/体重kg/日）やエイコサペンタエン酸（1日2〜3g）を検討する．薬物療法では，六君子湯を検討する．一方，不応性悪液質の場合，緩和医療の一環としてQOLを低下させないリハ栄養管理を行う．

⑥原疾患

　原疾患によるサルコペニアの場合，神経筋疾患の進行による筋肉量減少と筋力低下はやむを得ないことが多い．しかし，他の原因によるサルコペニアの予防は重要である．

栄養と運動のタイミング

　身体機能には日内リズムがある．起床時は覚醒時間のなかで身体機能が最も低いため，運動にはあまり適さない．身体機能がピークとなるのは午後から夕方であり，この時間帯のほうがトレーニングの効果が現れやすい[5]．

　起床時は前日の夕食からかなりの時間が経過しているため，肝臓や筋肉のグリコーゲンが減少している．そのため，朝食を十分に摂取しないとグリコーゲンが貯蔵されず，午前中の持久力が低下する．入院患者では検査や治療などによる禁食が少なくないので，訓練時間を決める際には，検査などの時間だけでなく禁食にも配慮する．食事直後は消化吸収などで内臓の血流量が増えるため，運動には適していない．食事内容や消化管機能による個人差は大きいが，食後1〜3時間程度は運動を控えることが望ましい．

　筋力や持久力を栄養でより高めるためには，エネルギー必要量を摂取するだけでなく栄養と運動のタイミングが重要である[6,7]．筋力と持久力を高める栄養について，運動前，運動中，運動後で検討する．

筋力を高める栄養

　筋力を高めるためには，筋肉の蛋白質を増やすことが重要である．レジスタンストレーニングの効果を高めるには，栄養と休養をうまく活用する．特に蛋白質，アミノ酸と糖質の摂取が有用である．

　運動前にアミノ酸か蛋白質を摂取すると，筋肉の蛋白質の合成が増加する．この効果は，蛋白質に糖質を追加することで増強される．レジスタンストレーニングの直前と直後でアミノ酸＋糖質の摂取の効果を比較すると，直前のほうが筋肉の蛋白質の合成が増加した[8]．運動中に糖質単独か糖質＋アミノ酸を摂取すると，筋肉の蛋白質の合成が増加する．運動後にアミノ酸か蛋白質を摂取すると，筋肉の蛋白質の合成が増加する．その効果はレジスタンストレーニング直後であるほど高い．アミノ酸にクレアチンを追加することで筋肉の蛋白質の合成が増強した[9]．また，食事後に1〜2時間睡眠すると，成長ホルモンの分泌が亢進するために蛋白質の合成量が増える．

　食事時間との関係では，運動後なるべく早く蛋白質と糖質を含んだ食事をすることで，筋肉の蛋白質の合成が増加する．エビデンスに基づいた高齢者の蛋白質摂取量として，健常高齢者では1.0〜1.2g/kg体重/日，運動をしている高齢者では1.2g/kg体重/日以上，急性疾患や慢性疾患で低栄養の高齢者では1.2〜1.5g/kg体重/日以上が推奨されている[10,11]．ただし，慢性腎疾患でeGFR 30未満かつ透析していない場合には，蛋白質の摂取制限を要する[10]．

持久力を高める栄養

　栄養面から持久力を高めるには，肝臓と筋肉にグリコーゲンを十分貯蔵することと，貧血の予防が重要である．グリコーゲンの貯蔵には，糖質の十分な摂取が必要である．柑橘類などに多いクエン酸は，グリコーゲン合成を促進する．貧血予防には，ヘモグロビンを構成している鉄と蛋白質の十分な摂取が重要である．鉄欠乏性貧血の場合には，鉄剤を使用する．栄養状態が悪い場合には，栄養状態の改善とともに貧血も改善することがある．

　運動前に高糖質食を摂取すると，肝臓と筋肉のグリコーゲンの貯蔵量が増加する．運動3〜4時間前に糖質と蛋白質を含んだ食事を摂取することが推奨されている．運動中は短時間の運動であれば，糖質の補給は必要ない．1時間を超える運動では体内のグリコーゲンが減少するため，運動中に糖質を摂取するほうがよい．運動後に糖質を摂取すると，肝臓と筋肉のグリコーゲンの貯蔵量が増加する．その効果は運動直後であるほど高い．糖質と蛋白質が約3対1になるように蛋白質を追加することで，グリコーゲンの貯蔵量がさらに増える[12]．

　食事時間との関係では，運動後なるべく早く糖質と蛋白質を含んだ食事をすることで，肝臓と筋肉のグリコーゲンの貯蔵が増加する．

訓練効果を高めるスケジュール

　先述した筋力や持久力を高める栄養に関しては，運動栄養学として一定の研究報告がある．しかし，食事で十分な蛋白質を摂取していれば，運動と同時にさらに蛋白質を摂取しても筋力増強にはつながらないという報告もある[13]．現時点では，訓練効果を明らかに高めるスケジュールはないと考える．

　しかし，低栄養状態の患者ではこの仮説が十分に検証されていないため，食後の訓練より食前の訓練のほうが訓練効果を高める可能性はある．機能維持が目標の患者であれば訓練時間を考慮する必要はない．一方，機能改善を目標とする低栄養状態の患者の場合には，食後ではなく食前に訓練を行うほうがよいかもしれない．

文献

1) Cruz-Jentoft AJ et al：Sarcopenia：European consensus on definition and diagnosis. *Age Ageing* **39**：412-423, 2010.
2) Chen LK et al：Sarcopenia in Asia：consensus report of the asian working group for sarcopenia. *J Am Med Dir Assoc* **15**：95-101, 2014.
3) Wakabayashi H, Sashika H：Association of nutrition status and rehabilitation outcome in the disuse syndrome：a retrospective cohort study. *Gen Med* **12**：69-74, 2011.
4) Wakabayashi H, Sashika H：Malnutrition is associated with poor rehabilitation outcome in elderly in-patients with hospital-associated deconditioning a prospective cohort study. *J Rehabil Med* **46**：277-282, 2014.
5) 中村亜紀：スポーツ・運動栄養と体のリズム．スポーツ・運動栄養学（栄養科学シリーズNEXT），講談社，2007，pp15-24.
6) Tarnopolsky M：Nutritional consideration in the aging athlete. *Clin J Sport Med* **18**：531-538, 2008.
7) Kersick C et al：International society of sports nutrition position stand：nutrient timing. *J Int Soc Sports Nutr* **5**：17, 2008.

8) Tipton KD et al：Timing of amino acid-carbohydrate ingestion alters anabolic response of muscle to resistance exercise. *Am J Physiol Endocrinol Metab* **281**：E197-E206, 2001.
9) Kerksick CM et al：Impact of differing protein sources and a creatine containing nutritional formula after 12 weeks of resistance training. *Nutrition* **23**：647-656, 2007.
10) Bauer J et al：Evidence-based recommendations for optimal dietary protein intake in older people：a position paper from the PROT-AGE Study Group. *J Am Med Dir Assoc* **14**：542-559, 2013.
11) Deutz NE et al：Protein intake and exercise for optimal muscle function with aging：Recommendations from the ESPEN Expert Group. *Clin Nutr* **33**：929-936, 2014.
12) Ivy JL et al：Early postexercise muscle glycogen recovery is enhanced with a carbohydrate-protein supplement. *J Appl Physiol* **93**：1337-1344, 2002.
13) Campbell WW：Synergistic use of higher-protein diets or nutritional supplements with resistance training to counter sarcopenia. *Nutr Rev* **65**：416-422, 2007.

COLUMN　サルコペニア肥満

　サルコペニア肥満とは，サルコペニアと肥満の合併である．近年，サルコペニア単独よりもサルコペニア肥満のほうが問題視されつつある．それぞれ単独でも身体機能への悪影響を認めるため，サルコペニア肥満の患者ではさらにADLやIADLの制限を認めやすい．
　肥満患者には，筋肉量の多い方とサルコペニアの方が混在している．そのため，体重やBMIの評価だけでは不十分であり，筋肉量や筋力の評価が必要である．サルコペニア肥満の治療には，減量と同時に筋肉量をできるだけ維持することが求められ，レジスタンストレーニング，有酸素運動，低エネルギー高蛋白質食の併用が重要である[1]．

1) Wakabayashi H, Sakuma K：Nutrition, exercise, and pharmaceutical therapies for sarcopenic obesity. *J Nutr Ther* **2**：100-111, 2013.

COLUMN　サルコペニアの研究会

　2014年にわが国ではサルコペニアの研究会が2つ発足した．日本サルコペニア・悪液質・消耗性疾患研究会と日本サルコペニア・フレイル研究会である．サルコペニアに関心のある方は，ぜひ参加してもらいたい．私見だがサルコペニアでは，健常者のサルコペニア（肥満），フレイル高齢者のサルコペニア，障害者のサルコペニアの3種類に分けたほうがよいと考える．
　サルコペニアの国際学会には，International Conference on Cachexia, Sarcopenia and Muscle Wasting (Cachexia Conference) やInternational Research Conference Frailty & Sarcopenia Research (ICFSR) がある．また，サルコペニアの国際的な組織として，International Sarcopenia Initiativeがある．筆者は2013年に神戸で開催された7th Cachexia Conferenceしか参加したことがないが，できるだけ参加したいと考えている．

Chapter 1 — リハビリテーションと栄養

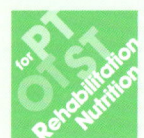

4 栄養状態悪化時のリハビリテーション

内容のポイント POINT

- 現在の栄養状態と栄養管理で，リハの目標を機能改善か機能維持か決める．
- 栄養障害が重度の場合，機能改善より栄養改善を優先する．
- 栄養障害が軽度から中等度の場合，適切な栄養管理と積極的なリハを併用する．
- 飢餓，侵襲，悪液質とも軽度や早期であれば，機能改善を目標とする．
- 高度の飢餓，侵襲，悪液質を認める場合には，機能維持を目標とする．

機能改善か機能維持か

　最初に栄養状態が良好でも，機能的に機能改善を目標とする場合と，機能維持を目標とする場合がある．たとえば脳卒中や頸髄損傷による麻痺であれば，発症から6カ月間程度は機能改善を目標とすることが多い．発症後1年以上経過すれば，麻痺としては機能維持が目標となる．筋萎縮性側索硬化症（ALS）など進行性の疾患であれば，活動や栄養によるサルコペニアを合併していなければ，機能維持や廃用予防を目標とする．

　栄養障害の有無にかかわらず，PT・OT・STは日常的にICFによる機能評価と予後予測を行っているはずである．これらを行っていなければ，PT・OT・STは単に訓練を行っているだけでリハを行っているとはいえない．そのうえで目標を機能改善とするか，機能維持とするかを判断して訓練内容を決める．この過程に栄養状態を追加して考慮すると，より適切に判断できるようになる．

　栄養障害が重度の場合，通常は機能改善を目標にすることは難しい．筋肉の蛋白質は異化で減少し，肝臓や筋肉のグリコーゲンの貯蔵は少なく貧血も合併し，持久力に乏しく易疲労性が目立つからである．そのため，機能維持もしくは機能悪化の軽減を目標とし，栄養改善を優先する．栄養改善が難しければ，機能改善も難しい．ただし，栄養状態が改善中であれば，栄養障害が重度でも機能改善を目標にできることもある．この際，筋肉量増加目的のレジスタンストレーニングは，体重や筋力をモニタリングしながらマイルドに行う．持久性トレーニングは，エネルギー消費量を増加させ，栄養状態の改善を阻害する可能性があるので，原則として行わない．

　拘縮に関しては機能維持が目標の栄養状態でも，関節可動域の改善は可能である．また，呼吸機能に関しても重度の栄養障害では呼吸筋の改善は困難であるが，排痰を促すなどで呼吸機能の改善は可能である．

　栄養障害が軽度から中等度の場合，栄養改善と同時に機能改善を目標として，適切な臨床

栄養管理と同時に積極的なリハを行う．軽度の栄養障害であれば，栄養状態が横ばいでも機能改善を期待できる．ただし，エネルギー摂取量が基礎エネルギー消費量以下の場合には，筋力や持久力の改善は困難であり，機能維持を目標とする．栄養状態が悪化するようでは，機能改善は難しい．

ALSなど進行性の筋萎縮を生じる原疾患に，軽度から中等度の栄養障害，飢餓による筋萎縮を合併している場合がある．この場合，進行性の疾患でも適切な栄養管理とリハを併用することで，一時的に機能が改善する可能性がある．正確な鑑別は容易ではないが，サルコペニアの原因評価が求められる．

栄養状態が良好でもリハの目標を機能改善とするには，基礎エネルギー消費量以上の摂取が必要である．不適切な栄養管理であれば，今後栄養状態が悪化することは明らかであり，筋肉量増加目的のレジスタンストレーニングの効果は期待できない．

たとえば経口摂取のみの患者で食事摂取量が半分以下であれば，摂取量は基礎エネルギー消費量を下回ることが多い．つまり，機能改善を目標としたリハの実施は難しい．現在の栄養状態が良好でも，食事摂取量を確認してほしい．

栄養指標の目安

リハの目標に関する栄養状態の具体的な数値基準は，今のところない．摂食嚥下リハの帰結と栄養状態についての調査では，摂食嚥下機能の改善群の平均アルブミンは3.2g/dL，不変・悪化群の平均アルブミンは2.8g/dLであった[1]．慢性閉塞性肺疾患（COPD）患者の摂食嚥下障害の研究では，アルブミンが3.1g/dL以上のほうが3g/dL以下と比較して，補助栄養が不要な割合が高かった[2]．

窒素バランスで考えるとわかりやすい（Chapter2-3，38ページ参照）．窒素バランスが正であれば，蛋白異化より蛋白同化のほうが多いため，筋力向上を目標にできる．一方，窒素バランスが負であれば，筋力維持が目標となる．実際には筋蛋白の異化に伴い筋力が低下するため，筋力維持も難しいことが多い．

重度の栄養障害でも，エネルギー摂取量が十分で，栄養状態が順調に改善している場合には，積極的なリハで機能向上を期待できる．また，健常時からやせていてBMIが18.5以下の場合には，健常時体重と比較して明らかな体重減少がなければ，機能改善を目標とできる．そのため，一時点での数値はあくまで目安であって，それだけで訓練内容を確定することはできない．過去の栄養指標の経過から，今後の経過を予測することが重要である．

低栄養の原因別にみた予後予測を表1に示す．飢餓，侵襲，悪液質とも存在しないもしくは存在しても軽度や早期であれば，機能改善を目標とする．一方，高度の飢餓，侵襲，悪液

表1 予後予測と低栄養の原因

予後予測	低栄養の原因
機能改善	飢餓なし，侵襲なし・同化期（CRP 3mg/dL以下），前悪液質
機能維持	軽中度の飢餓，軽中度の侵襲（CRP 3～5mg/dL），悪液質
機能悪化	高度の飢餓，侵襲異化期（CRP 5～10mg/dL以上），不応性悪液質

質を認める場合には，機能悪化が予測される．そのため，機能改善目標のリハ実施は困難であり，機能維持を目標としたリハを行う．

栄養状態悪化時の訓練

今後，栄養状態悪化が見込まれる場合には，訓練内容の配慮が必要である．バイタルサインが安定して栄養以外の全身状態に大きな問題がない場合でも，行えない訓練がある．たとえば筋肉量増加目的のレジスタンストレーニングや持久性トレーニングは逆効果となるため禁忌である．他にも体力を消耗するような訓練は禁忌となる．

一方，安静臥床も禁忌である．機能維持の訓練には，関節可動域訓練，ポジショニング，ストレッチ，物理療法，呼吸訓練の一部（レジスタンストレーニングは除く），座位訓練，ADL訓練などがある．1日エネルギー消費量の80％程度のエネルギー投与量で2週間，安静臥床群と非安静群（日中は立位，病棟内歩行可能，10分間のエルゴメーターを1日3回実施）で除脂肪体重の変化を比較検討した研究がある[4]．2週間の除脂肪体重の減少は，安静臥床群1.1±0.1 kg，非安静群0.3±0.3 kgであり，エネルギー摂取量不足時の安静臥床は骨格筋分解を加速させた．そのため，飢餓でも安静臥床を避けることや，2～3 METs程度の日常生活活動は制限しないことが重要である．

ベッドサイドでの訓練よりもリハ訓練室での訓練を好むPT・OT・STがとても多い．リハ訓練室のほうがPT・OT・STにとって快適で，多彩な機能訓練を実施できることは確かである．しかし，重度の栄養障害や不適切な栄養管理のときに，リハ訓練室で訓練を行う身体的な意義は少ない．これらの患者の機能訓練は，基本的にベッドサイドで行うことが望ましい．ただし，患者の希望が強く楽しみであれば，心理的な意義があるので体力的に無理のない程度にリハ訓練室で行ってもよい．

ADL訓練は，患者の現在の筋力と持久力で実施可能なADLの範囲内で行う．たとえば栄養障害を合併した廃用症候群の場合，筋力や持久力の改善は困難であっても，ADL訓練による動作学習の効果などでADLが改善することがある．その他の疾患や障害でも，機能維持が目標となる栄養障害や不適切な栄養管理であっても，歩行やADLが改善することは少なくない．機能レベルでは維持が目標でも，活動レベルでは改善する場合があることに留意する．

文献

1) 若林秀隆：低栄養状態が摂食・嚥下リハビリテーションの帰結に与える影響．日プライマリ・ケア会誌 **30**：238-241，2007．
2) 若林秀隆：慢性閉塞性肺疾患（COPD）患者への摂食・嚥下リハビリテーションの進め方．*Expert Nurse* **25**：22-26，2009．
3) 若林秀隆：リハビリテーション栄養学を活用して臨床栄養管理の成果を高めよう．ヘルスケアレストラン **16**：48-49，2008．
4) Biolo G et al：Calorie restriction accelerates the catabolism of lean body mass during 2 wk of bed rest. *Am J Clin Nutr* **86**：366-372, 2007.

Chapter 2

リハビリテーション栄養ケアマネジメント

Chapter 2 — リハビリテーション栄養ケアマネジメント

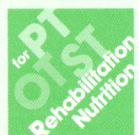

リハビリテーション栄養ケアマネジメント

内容のポイント POINT

- 成果を生むために既存の知識をいかに適用するかを知るための知識がマネジメントである．
- リハ栄養ケアマネジメントは，栄養学やリハ医学などの知識を用いて成果を出すことである．
- すべてのPT・OT・STにマネジメント能力が求められる．
- リハ栄養ケアマネジメントでは，予後予測，"SMART"なゴール設定，モニタリングが特に重要である．
- 栄養状態は，意識，血圧，脈拍，呼吸，体温と同様にリハのバイタルサインである．

マネジメントとは

マネジメントとは何か．現代マネジメントの父といわれるドラッカーは，次のようにいっている．「成果を生むために既存の知識をいかに適用するかを知るための知識がマネジメントである」[1]．

栄養学，リハ医学，理学療法学，作業療法学，言語聴覚療法学の知識は年々増えている．一方臨床現場には，低栄養状態のために十分な訓練効果を出せない患者が数多くいる．そこで栄養学やリハ医学などの知識を用いて，栄養状態を改善して訓練効果を高め，身体機能，活動，参加，QOLなどの向上という成果を出すために，マネジメントの概念を持ち込んだ．これがリハ栄養ケアマネジメントである．つまり，栄養学やリハ医学の専門知識とともにマネジメントを理解して実践することで，ADLやQOLがさらに向上する．

マネジメントは施設長や部長などの管理職にとって，より必要なスキルである．しかし，すべてのPT・OT・STにチームマネジメント，セルフマネジメント，個々の患者に対するマネジメント（リハ栄養ケアマネジメント）が必要である．臨床業務を行っていれば，意識していなくてもこれら3つのマネジメントを毎日実践しているはずである．目的，目標，問題点，成果，自己実現とともに，時間管理，貢献，強み，集中，意思決定を意識しながら仕事することで，質の高い成果を出せるようになる[2]．

セルフマネジメント

PT・OT・STは知識労働者であり，質の高い成果を出すにはセルフマネジメントが求められる．セルフマネジメントに有用な概念として，FD（Faculty Development）がある．FDと

表1 PT・OT・STに必要な能力

- PT・OT・STの専門領域の知識，技能
- マネジメント能力
  チームづくり，組織開発，リーダーシップ，知識管理，キャリア開発，時間管理など
- 問題発見・解決能力
  EBCP (evidence based clinical practice)，臨床研究，仮説思考など
- コミュニケーション能力
  ファシリテーション，コーチング，プレゼンテーション，執筆，交渉，IT，英語など
- 生涯学習能力
  教育，成人学習理論，経験学習モデル，認知心理学など

は個人にとって，所属する組織の価値観，方向性をふまえたうえでその組織内における自らの価値を高め，かつ自己実現を行うことで自らも組織も利する（win-win）結果を得るための自己能力獲得，向上のための活動である[3]．

専門領域の知識や技能をたくさん身につけても，それだけで十分な成果を出すことは難しい．FDはPT・OT・STを含め，すべての医療人に必要な能力である．具体的に必要と考えられる能力を**表1**に示す．これらの基本的な内容を習得することが望ましい．

問題発見・解決能力は，臨床業務のなかで極めて重要である．問題とは，現状とあるべき姿の差と定義される．つまり，適切な機能評価と予後予測が必要である．機能評価で抽出した問題点もしくはゴール設定が間違っていれば，リハアプローチも当然間違ったものになる．問題発見，原因追究，対策立案・実施，新たな問題の発見と，問題発見・解決のサイクルを数多く回すことが重要である．EBCP（コラム，29頁参照）や臨床研究も問題発見・解決に含まれる．

コミュニケーション能力は，狭義では患者とのコミュニケーションやチーム医療で欠かせない．広義では学会発表，論文執筆もコミュニケーション能力である．英語を苦手とするPT・OT・STは少なくないが，1つの専門領域で十分な成果を上げるためには一定の英語能力が求められる．文献検索で使用するGoogle Scholar（http://scholar.google.co.jp/）やPubMed（http://www.ncbi.nlm.nih.gov/pubmed）では，キーワード（例：sarcopenia）を登録しておくと，キーワードを含む最新の論文タイトルなどをメールで送付してくれるアラート機能がある．アラート機能で送付されたメールを読むだけでも英語の学習になる．

生涯学習能力は，時代遅れのPT・OT・STにならないために必須の能力である．人は教えるときに最もよく学ぶので，教える機会を自らつくることが大切である．世のなかには経験から学習できる人と学習できない人がいる．行動・経験したことを振り返り内省して，経験から得たことを自分の言葉で教訓や仮説として，新たな計画を立案して行動・経験する経験学習モデルをより多くまわすことで，多くのことを学習できる．そうすれば，有資格者が今後さらに急増しても，PT・OT・STとして生きていけると考える．

リハビリテーション栄養ケアマネジメントとは

最初に栄養ケアマネジメントについて解説する．栄養ケアマネジメントは，栄養学の知識を用いて，臨床現場で患者の栄養状態を改善するという成果を出すためのものである．具体

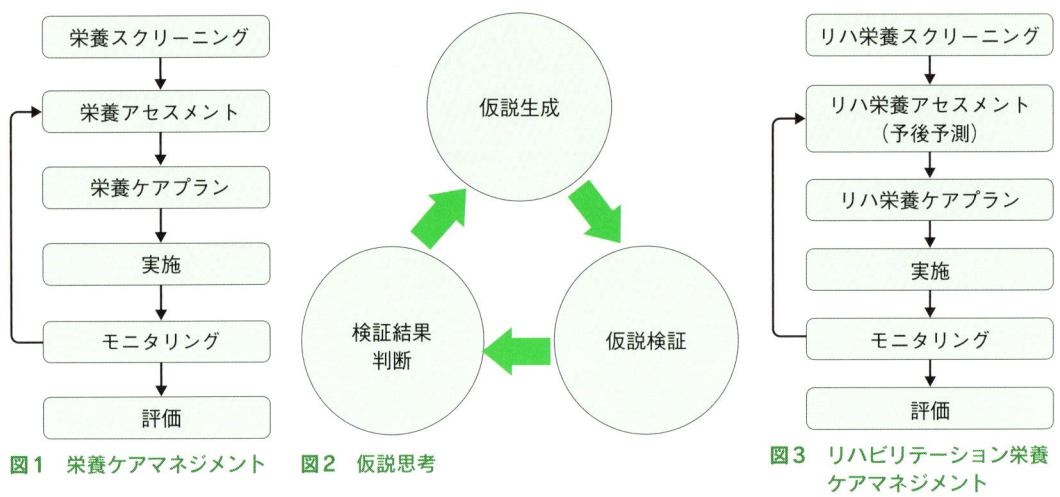

図1 栄養ケアマネジメント　　図2 仮説思考　　図3 リハビリテーション栄養ケアマネジメント

的には**図1**のような流れとなっている．

　栄養ケアマネジメントで大切な項目はモニタリングである．栄養ケア計画を立案するだけ，実施するだけではいけない．立案する栄養ケア計画はあくまで仮説であり，その仮説が正しいかどうかは実施後に検証して，結果で判断しなければいけない（**図2**）．検証結果の判断で現在の栄養ケア計画を継続するか，新たな栄養ケア計画を立案して実施するかを決める．

　次にリハ栄養ケアマネジメントは，栄養学やリハ医学などの知識を用いて，患者の栄養状態を改善して訓練効果を高めて成果を出すことである（**図3**）．患者の全身状態と栄養状態によって，ゴールと機能訓練の内容を変更する．リハ栄養アセスメントでは，サルコペニア，摂食嚥下機能，ICFの評価と予後予測を行うことが特徴である．

　リハ栄養ケアプランでは必ず，短期ゴール（Short Term Goal；STG）と長期ゴール（Long Term Goal；LTG）を作成する．リハ栄養ケアマネジメントでも同様に，機能評価の結果で予後予測を考慮する．その際，今後の栄養状態が現在の全身状態と栄養管理で改善，不変，悪化のいずれになるかを検討する．現在，低栄養状態で今後さらに栄養状態の悪化が見込まれる場合には，筋肉量増加目的のレジスタンストレーニングを行っても筋肉量の増加は困難である．栄養状態は意識，血圧，脈拍，呼吸，体温と同様にリハのバイタルサインである．

　STGやLTGを検討するときは，"SMART"なゴールであるかを確認する（**表2**）．たとえば「STG：ADLの改善」では，少なくともSpecific（具体的），Measurable（測定可能），Time-bound（期間が明確）ではなく，とてもゴールとは言えない．「STG（2W）：屋内T字杖歩行が監視で可能」であれば，SMARTなゴールである．先の見通しが現時点では不明な場合には，「STG（1W）：ミキサー食で3食経口摂取が可能となるか見極め」でもよい．ただし，いつまでに何を見極めるのかは明確にする．

　リハの条件には，適切な機能評価（ICF），適切な予後予測，SMARTなゴール設定の3つがある．そのため，単に機能評価と機能訓練を行っているだけであれば，PT・OT・STは訓練を行っているかもしれないが，リハを行っているとは言えない．より多くのPT・OT・STに

表2 SMARTなゴール

項目	内容
Specific:具体的	機能でも活動でも参加でもゴールの項目を明確にする. 例:嚥下調整食(ペースト食)で3食経口摂取自立
Measurable:測定可能	改善や向上のように線ではなく,自立や見守りのように点のゴールを示す. 例:歩行能力改善ではなく,屋内歩行自立
Achievable:達成可能	努力すれば実現できるゴールにする.ゴールは願望や夢ではない.
Relevant:重要・切実	患者にとってより重要で切実な項目(ADL, QOLなど)をゴールにする. 例:下肢筋肉量増加より歩行自立
Time-bound:期間が明確	期間がないものはゴールではない. 例:1カ月後に歩行ベースでADL自立

リハスタッフとして,リハ栄養ケアマネジメントを実践してもらいたい.

文献
1) Drucker PF(上田惇生訳):ポスト資本主義社会(ドラッカー名著集8),ダイヤモンド社,2007.
2) Drucker PF(上田惇生訳):経営者の条件(ドラッカー名著集1),ダイヤモンド社,2006.
3) 岡田唯男:医師のためのビジネス・スキルをどう学ぶか―faculty developmentの視点から. JIM 18:988-992, 2008.

COLUMN リハビリテーション栄養とEBCP

EBCPとはevidence based clinical practiceの略で,EBM(evidence based medicine), EBN(evidence based nursing/nutrition)などの総称である.EBCPには5つのステップがある.

①疑問点の抽出:臨床の疑問をPECOの形にする.PECOとは,Patient(患者),Exposure(曝露,要因),Comparison(比較),Outcome(アウトカム)の頭文字である.リサーチクエスチョンの作成時もPECOの形にする.
②情報の検索:PubMedとGoogle ScholarでP, E, Oをキーワードとして検索する.
③情報の吟味:妥当か,何か,役立つかを吟味する.
④患者への適応:エビデンスだけでなく,患者の意向,医療者の経験,診療の現場の環境も考慮して決定する.
⑤ステップ①~④の振り返り.

リハ栄養の質の高いエビデンスは,現時点でも少ない.しかし,エビデンスを無視しては,質の高いリハ栄養管理の実践は不可能である.EBCPと英語を苦手とするPT・OT・STは多いが,継続的に学習してもらいたい.

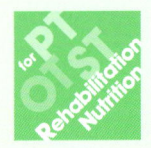

2 リハビリテーション栄養スクリーニング

内容のポイント

- 病歴と身体検査から構成されるSGAやMNA®で栄養スクリーニングが可能である．
- リハ栄養スクリーニングは，主に身体計測と検査値で簡潔に行う．
- 摂食嚥下障害のスクリーニングには，EAT-10が有用である．
- PT・OT・STの初期評価時に握力，MMT，上腕と下腿の周径でスクリーニングする．
- 検査値では，アルブミン3.0g/dL，ヘモグロビン10g/dL，総リンパ球数1,200/mm^3を1つの目安とする．

SGA

　リハ栄養スクリーニングはすべてのリハ患者に行い，栄養障害の可能性がある患者を見落とさないことが必要である．そのため，PT・OT・STにとって簡略であり，実現可能性が高いことが求められる．リハ栄養スクリーニングで問題がある患者には全員，リハ栄養アセスメントを行う．NSTでは主観的包括的評価（Subjective Global Assessment；SGA）を栄養スクリーニングに用いることが多い．

　SGAで評価する項目を**表1**に示す．病歴と身体検査の結果から，栄養状態良好，中等度栄養不良，高度栄養不良を主観的に判定し，栄養不良の場合には栄養アセスメントを行う．SGAの長所は，検査データがなくても栄養状態をある程度適切に判断できることである．しかし，SGAの実施には一定の時間がかかる．他職種が行っていることが多いが，PT・OT・STが行ってもよい．

表1　SGAの項目

病歴
(1) 年齢，性別
(2) 身長，体重，体重変化（過去6カ月間と過去2週間）
(3) 食物摂取量の変化（期間，食形態）
(4) 消化器症状（2週間以上の持続：悪心，嘔吐，下痢，食思不振）
(5) ADL（期間，日常生活可能，歩行可能，寝たきり）
(6) 疾患と栄養必要量との関係（代謝ストレス：なし，軽度，中等度，高度）

身体検査
(1) 皮下脂肪の減少（上腕三頭筋，胸部）
(2) 筋肉の損失（大腿四頭筋，三角筋）
(3) 浮腫（くるぶし，仙骨部）
(4) 腹水

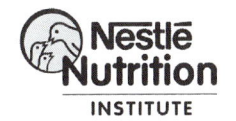

簡易栄養状態評価表
Mini Nutritional Assessment-Short Form
MNA®

氏名:

性別:　　　年齢:　　　体重:　　　kg　身長:　　　cm　調査日:

下の□欄に適切な数値を記入し、それらを加算してスクリーニング値を算出する。

スクリーニング

A 過去3ヶ月間で食欲不振、消化器系の問題、そしゃく・嚥下困難などで食事量が減少しましたか？
- 0 = 著しい食事量の減少
- 1 = 中等度の食事量の減少
- 2 = 食事量の減少なし

B 過去3ヶ月間で体重の減少がありましたか？
- 0 = 3 kg 以上の減少
- 1 = わからない
- 2 = 1〜3 kg の減少
- 3 = 体重減少なし

C 自力で歩けますか？
- 0 = 寝たきりまたは車椅子を常時使用
- 1 = ベッドや車椅子を離れられるが、歩いて外出はできない
- 2 = 自由に歩いて外出できる

D 過去3ヶ月間で精神的ストレスや急性疾患を経験しましたか？
- 0 = はい　　2 = いいえ

E 神経・精神的問題の有無
- 0 = 強度認知症またはうつ状態
- 1 = 中程度の認知症
- 2 = 精神的問題なし

F1 BMI (kg/m^2): 体重(kg)÷身長(m)^2
- 0 = BMI が 19 未満
- 1 = BMI が 19 以上、21 未満
- 2 = BMI が 21 以上、23 未満
- 3 = BMI が 23 以上

BMI が測定できない方は、F1 の代わりに F2 に回答してください。
BMI が測定できる方は、F1 のみに回答し、F2 には記入しないでください。

F2 ふくらはぎの周囲長(cm): CC
- 0 = 31cm 未満
- 3 = 31cm 以上

スクリーニング値
(最大: 14ポイント)

- 12-14 ポイント:　栄養状態良好
- 8-11 ポイント:　低栄養のおそれあり (At risk)
- 0-7 ポイント:　低栄養

より詳細なアセスメントをご希望の方は、www.mna-elderly.com にあります MNA フルバージョンをご利用ください。

Ref. Vellas B, Villars H, Abellan G, et al. *Overview of the MNA® - Its History and Challenges.* J Nutr Health Aging 2006;10:456-465.
Rubenstein LZ, Harker JO, Salva A, Guigoz Y, Vellas B. *Screening for Undernutrition in Geriatric Practice: Developing the Short-Form Mini Nutritional Assessment (MNA-SF).* J. Geront 2001;56A: M366-377.
Guigoz Y. *The Mini-Nutritional Assessment (MNA®) Review of the Literature - What does it tell us?* J Nutr Health Aging 2006, 10:466-487.
® Société des Produits Nestlé, S.A., Vevey, Switzerland, Trademark Owners
© Nestlé, 1994, Revision 2009. N67200 12/99 10M
さらに詳しい情報をお知りになりたい方は、www.mna-elderly.com にアクセスしてください。

図1 MNA® Short Form　　　　　　　　　　　(http://www.mna-elderly.com/より引用)

MNA®-SF

　簡易栄養状態評価表（mini nutritional assessment short form；MNA®-SF）[1-4]は，65歳以上の高齢者の栄養スクリーニングと栄養アセスメントに用いられる（図1）．体重および体重減少が不明でも点数をつけることができるのが特徴であり，在宅でも使用しやすい．過去3カ月間の食事量減少，過去3カ月間の体重減少，自力歩行，過去3カ月間の精神的ストレスと急性疾患，神経・精神的問題，BMI（BMIが測定できない場合のみ下腿周囲長）の6項目を評価する．14点満点で12〜14点なら栄養状態良好，8〜11点なら低栄養のおそれあり，0〜7点以下なら低栄養と判定する．

　なお著明な浮腫を認める患者では，浮腫による体重増加でMNA®-SFの得点が実際の栄養状態より高くなる場合がある．この場合，検査値も入手して評価することが望ましい．また，MNA®-SFでは過栄養・肥満の評価が困難であるため，BMIで過栄養・肥満を評価する．これも他職種が行っていることが多いが，PT・OT・STが行ってもよい．

EAT-10

　Eating Assessment Tool-10（EAT-10，図2）は10項目の質問で構成され，それぞれ5段階（0点：問題なし，4点：ひどく問題）で回答する嚥下の自記式質問紙である[5]．合計点数が3点以上であれば嚥下の効率や安全性に問題があるかもしれないと判定する．EAT-10を実施できない場合もしくはEAT-10で3点以上の場合，摂食嚥下機能に問題を認める可能性が高いため[6]，摂食嚥下障害のスクリーニングに有用である．また，EAT-10で3点以上の場合，低栄養や日常生活活動制限を認めることが多い[7]．

身体計測

　PT・OT・STが初期評価時に行う評価項目の一部を，そのままリハ栄養スクリーニングに応用可能である．たとえば，握力や筋力の評価を，筋肉の喪失として用いることができる．ADLが全介助で寝たきりであれば，栄養障害を認めることが多い．また，切断やリンパ浮腫などでPT・OTは四肢の周径を測定することが少なくない．

　最も効果的な初期評価時のリハ栄養スクリーニングは，上腕周囲長（arm circumference；AC）と下腿周囲長（calf circumference；CC）の測定である．これらの計測方法を図3, 4に示す．ACが21cm以下，もしくはCCが30cm以下なら，リハ栄養アセスメントを行う．

　初期評価時にリハ栄養スクリーニングを行うという心構えを常にもつことが大切である．そうすれば上腕周囲長と下腿周囲長を実際に計測しなくても，上腕と下腿をみて触るだけで，リハ栄養アセスメントを要するかどうか瞬時に判断できるようになる．

検査値

　在宅や施設など検査値を容易に入手できない環境では，身体計測によるリハ栄養スクリーニングが現実的である．一方，急性期病院など検査値を簡単に確認できる場合には，検査値

嚥下スクリーニングツール(簡易嚥下状態評価票)使用説明書

EAT-10で、あなたの嚥下(飲み込み)機能の状態を評価することができます。
評価を始める前に、この説明書をよく読んで、説明に従って評価を進めてください。
(評価は4〜5分で終了します)

A まず、評価票の1〜10の質問について、下記を参考にお答えください。
答えは、0〜4の中であなたの考えに最も近いものを選んで数字を記入してください。

● 質問1について:
あなたはこの3カ月の間に、飲み込みの問題が原因で体重が減少しましたか?

0:問題なし (体重は減少していない)
1:    (よくわからない)
2:    (この3カ月間で、0〜1kg体重が減少した)
3:    (この3カ月間で、1〜3kg体重が減少した)
4:ひどく問題 (この3カ月間で、3kg以上体重が減少した)

● 質問2について:
この3カ月の間に、飲み込みの問題が原因で、自宅や病院/施設での食事以外は食べたくないと思ったことがありますか?

0:問題なし (全くそうは思わなかった)
1:    (めったにそうは思わなかった)
2:    (ときどきそう思うことがあった)
3:    (よくそう思った)
4:ひどく問題 (いつもそう思った)

● 質問3〜質問8について:
現在の生活の中で、あなたはどの程度そう感じますか?

0:問題なし (全くそうは感じない または、そういう問題はない)
1:    (めったにそうは感じない)
2:    (ときどきそう感じることがある)
3:    (よくそう感じる)
4:ひどく問題 (いつもそう感じる)

● 質問9について:
あなたは食事をする時に、咳が出ますか?

0:問題なし (全く出ない)
1:    (めったに出ない)
2:    (ときどき出ることがある)
3:    (よく出る)
4:ひどく問題 (いつも出る)

● 質問10について:
あなたは飲み込む時に(精神的な、または身体的な)ストレスを感じますか?

0:問題なし (全くそうは感じない または そういう問題はない)
1:    (めったにそうは感じない)
2:    (ときどきそう感じることがある)
3:    (よくそう感じる)
4:ひどく問題 (いつもそう感じる)

B 次に、各質問でお答えいただいた数字の合計を、あなたの合計点数として空欄に記入してください。(最高40点)

C 合計点数が3点以上の場合、嚥下(飲み込み)機能について専門の医師にご相談することをお勧めします。

以上でEAT-10による評価は終了です。お疲れさまでした。

参考文献:EAT-10の有効性と信頼性については以下の論文で詳細に説明されています。
Belafsky PC, Mouadeb DA, Rees CJ, Pryor JC, Postma GN, Allen J, Leonard RJ. Validity and Reliability of the Eating Assessment Tool (EAT-10). Annals of Otology, Rhinology & Laryngology 2008; 117(12):919-924.

図2 EAT-10

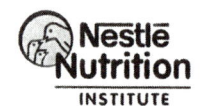

EAT-10（イート・テン） 嚥下スクリーニングツール

Nestlé Nutrition INSTITUTE

氏名：　　　性別：　　　年齢：　　　日付：　年　月　日

目的
EAT-10は、嚥下の機能を測るためのものです。
気になる症状や治療についてはかかりつけ医にご相談ください。

A. 指示
各質問で、あてはまる点数を四角の中に記入してください。
問い：以下の問題について、あなたはどの程度経験されていますか？

質問1：飲み込みの問題が原因で、体重が減少した
0＝問題なし
1
2
3
4＝ひどく問題

質問2：飲み込みの問題が外食に行くための障害になっている
0＝問題なし
1
2
3
4＝ひどく問題

質問3：液体を飲み込む時に、余分な努力が必要だ
0＝問題なし
1
2
3
4＝ひどく問題

質問4：固形物を飲み込む時に、余分な努力が必要だ
0＝問題なし
1
2
3
4＝ひどく問題

質問5：錠剤を飲み込む時に、余分な努力が必要だ
0＝問題なし
1
2
3
4＝ひどく問題

質問6：飲み込むことが苦痛だ
0＝問題なし
1
2
3
4＝ひどく問題

質問7：食べる喜びが飲み込みによって影響を受けている
0＝問題なし
1
2
3
4＝ひどく問題

質問8：飲み込む時に食べ物がのどに引っかかる
0＝問題なし
1
2
3
4＝ひどく問題

質問9：食べる時に咳が出る
0＝問題なし
1
2
3
4＝ひどく問題

質問10：飲み込むことはストレスが多い
0＝問題なし
1
2
3
4＝ひどく問題

B. 採点
上記の点数を足して、合計点数を四角の中に記入してください。　　合計点数（最大40点）

C. 次にすべきこと
EAT-10の合計点数が3点以上の場合、嚥下の効率や安全性について専門医に相談することをお勧めします。

図2　つづき

(http:/www.nestlehealthscience.jp/より引用)

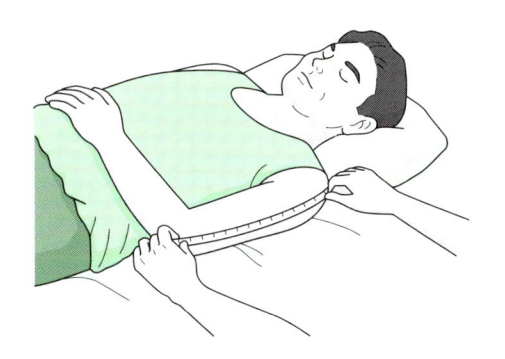

利き手でない上腕で計測.
図3 上腕周囲長の計測

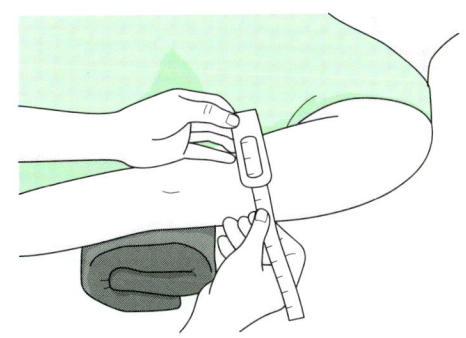

肩峰から肘頭で上腕長を計測. その中央で測定.

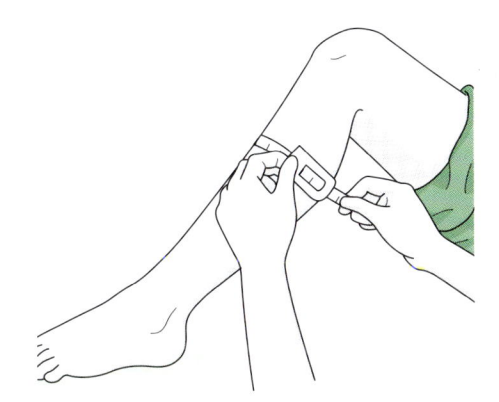

図4 下腿周囲長の計測
麻痺や拘縮のない下腿の最も太いところで計測.

によるリハ栄養スクリーニングの追加も可能である.

たとえば，アルブミン3.0g/dL以下，ヘモグロビン10.0g/dL以下，総リンパ球数1,200/μL以下，総コレステロール100mg/dL以下のいずれかに該当すれば，リハ栄養アセスメントを行う．ただし飢餓の場合，重度でも検査値が正常のことがある．そのため，検査値によるリハ栄養スクリーニングだけでは，一部の低栄養患者を見落とす可能性が少なくない．基本は身体計測によるリハ栄養スクリーニングであり，検査値は参考程度とする．

文献

1) Vellas B et al：Overview of the MNA® - Its History and Challenges. *J Nutr Health Aging* **10**：456-465, 2006.
2) Rubenstein LZ et al：Screening for Undernutrition in Geriatric Practice：Developing the Short-Form Mini Nutritional Assessment (MNA-SF). *J Geront* **56A**：M366-377, 2001.
3) Guigoz Y：The Mini-Nutritional Assessment (MNA®) Review of the Literature - What does it tell us? *J Nutr Health Aging* **10**：466-487, 2006.
4) MNA® Mini Nutritional Assessment. Available from：http://www.mna-elderly.com/forms/mini/mna_mini_japanese.pdf
5) Belafsky PC et al：Validity and reliability of the Eating Assessment Tool (EAT-10). *Ann Otol Rhinol Laryngol* **117**：919-924, 2008.
6) 若林秀隆，栢下 淳：摂食嚥下障害スクリーニング質問紙票EAT-10の日本語版作成と信頼性・妥当性の検証．静脈経腸栄養 **29**：871-876, 2014.
7) Wakabayashi H, Matsushima M：Dysphagia assessed by the 10-item Eating Assessment Tool is associated with nutritional status and activities of daily living in elderly individuals requiring long-term care. *J Nutr Health Aging*, in press

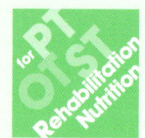

Chapter 2 — リハビリテーション栄養ケアマネジメント

3 リハビリテーション栄養アセスメント

> **内容のポイント**
> - 栄養障害を認めるか評価する．認める場合，何が原因でどの程度か判断する．
> - サルコペニアを認めるか評価する．認める場合，何が原因でどの程度か判断する．
> - 摂食嚥下障害を認めるか評価する．認める場合，安全な経口摂取は可能か判断する．
> - 現在の栄養管理は適切か評価する．今後，栄養状態はどうなるか判断する．
> - 機能改善を目標としたリハを実施できる栄養状態か評価する．

身体計測

栄養障害の有無は，病歴，身体計測，検査値で判断する．検査値より身体計測のほうが重要である．これらの組み合わせで，飢餓，侵襲，悪液質と分類する．複数の原因を合併することも少なくない．

身体計測では，体重が最も重要である．現体重とBMI（body mass index）だけでなく，体重減少率と通常体重比も確認する（表1〜3）．これらも考慮したうえで，訓練内容を検討する．たとえば現体重でBMIが18.5以下でも，体重が増加傾向であれば機能改善を目指した訓練を実施できる．一方，現体重でBMIが25以上でも，ダイエットなどの意図のない体重減少が著明な場合には，機能維持を目標とした訓練にとどめておく．

体重減少率は栄養障害の予後判定に有用である．体重は最も有用な身体計測であるにもかかわらず，寝たきり患者などでは測定されていないことが多い．これらについては，PT・OT・STがす

表1　BMI

BMI＝現体重（kg）÷身長（m）÷身長（m）

判定
低体重：18.5未満
普通体重：18.5以上25.0未満
肥満（1度）：25.0以上30.0未満
肥満（2度）：30.0以上35.0未満
肥満（3度）：35.0以上40.0未満
肥満（4度）：40.0以上
たとえば168cm，62kgの場合
62÷1.68÷1.68≒22.0

表2　体重減少率

体重減少率（％）＝（通常体重−現体重）÷通常体重 ×100

判定
1週間で2％，1カ月で5％，3カ月で7.5％，6カ月で10％以上減少すれば，中等度以上の栄養障害の疑い．
たとえば通常体重60kgだった人が1カ月で55kgに減少した場合
（60−55）÷60×100＝8.3％→中等度以上の栄養障害疑い

表3　通常体重比

通常体重比（％）＝現体重÷通常体重×100

判定
85〜95％：軽度栄養障害
75〜84％：中等度栄養障害
74％以下：重度栄養障害
たとえば通常体重60kgだった人が現体重46kgの場合
46÷60×100＝76.7％→中等度栄養障害

表4　切断時の標準体重補正

一側上肢切断
　肩関節離断：6.5%
　上腕切断　：4.8%±α（断端長で異なる）
　肘関節離断：3.1%
　前腕切断　：1.9%±α（断端長で異なる）
　手関節離断：0.8%

一側下肢切断
　股関節離断：18.5%
　大腿切断　：12.8%±α（断端長で異なる）
　膝関節離断：7.1%
　下腿切断　：4.4%±α（断端長で異なる）
　足関節離断：1.8%

たとえば身長160cmの患者が大腿で体積がほぼ中央となる位置で左大腿切断となった場合，
切断がない場合の標準体重＝1.6×1.6×22＝56.3kg
標準体重補正＝56.3×（100－12.8）÷100＝49.1kg

べてのリハ患者に必ず確認する．もし病棟で体重が測定されていなければ，病棟での体重測定を依頼するか，PT・OT・STで体重を測定する．

どうしても体重を測定できない場合，基礎エネルギー消費量を計算するために標準体重を算出する．標準体重はBMI 22を標準とした場合，

標準体重＝身長（m）×身長（m）×22

で求めることができる．ただし，切断患者では切断の分だけ標準体重が少なくなる．総体重に対して表4の標準体重補正で計算する．上腕切断は肩関節離断と肘関節離断の中央値，前腕切断は肘関節離断と手関節離断の中央値，大腿切断は股関節離断と膝関節離断の中央値，下腿切断は膝関節離断と足関節離断の中央値を記載している．つまり，上腕，前腕，大腿，下腿で体積がほぼ中央となる位置で切断した場合は，これらの数値で体重補正すればよい．断端長がより長い場合には体重補正の数値は小さくなり，断端長がより短い場合には体重補正の数値は大きくなる．

体重以外によく用いられる身体計測の項目には，上腕周囲長（AC），上腕三頭筋皮下脂肪厚（triceps skinfolds；TSF）（図1），下腿周囲長（CC）がある．上腕周囲長と下腿周囲長は，リハ栄養スクリーニングでも使用する（32ページ参照）．上腕三頭筋皮下脂肪厚は，体脂肪量の目安となる．

ACとTSFから上腕筋囲（midupper arm muscle circumference；AMC）と上腕筋面積（midupper arm muscle area；AMA）を計算できる（表5）．上腕筋囲と上腕筋面積は，全身の筋肉量の目安となる．

体重を測定できない場合には，これらの推移で栄養状態の変化を観察する．これらについては，日本人の基準値がJARD2001にまとめられている[1]．計測値を各年齢の平均値に対する%値で評価する（表6）．体脂肪量の目安である上腕三頭筋皮下脂肪厚より，全身の筋肉量の目安である上腕筋囲と上腕筋面積のほうが重要である．上腕三頭筋皮下脂肪厚は60%以下となりやすいが，上腕筋囲と上腕筋面積が保たれていれば大きな問題はない．一方，上腕三頭筋皮下脂肪厚は保たれていても，上腕筋囲と上腕筋面積が低値の場合は問題である．

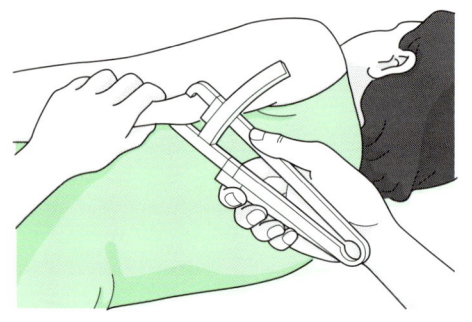

図1　上腕三頭筋皮下脂肪厚（TSF）の計測
利き手でない上腕の中央で測定．

表5　上腕筋囲（AMC）と上腕筋面積（AMA）の計算式

AMC (cm) ＝AC (cm) －TSF (cm) ×3.14
AMA (cm^2) ＝ (AC－TSF×3.14) × (AC－TSF×3.14) ÷ (4×3.14)
いずれも筋肉量の指標．
たとえば，AC 20cm，TSF 0.8cmの場合，
　AMC＝20－0.8×3.14＝17.5cm
　AMA＝(20－0.8×3.14) × (20－0.8×3.14) ÷ (4×3.14) ＝24.4cm^2

表6　%TSF，%AMC，%AMAの評価

110%以上　　：筋肉，脂肪が多い
90%～110%：標準
80%～89%　：軽度栄養障害
60%～79%　：中等度栄養障害
60%以下　　　：重度栄養障害

たとえば，67歳男性でAC 20cm，TSF 0.8cm，AMC 17.5cm，AMA 24.4cm^{2}の場合，65～69歳男性の基準値はそれぞれTSF 1.064cm，AMC 23.94cm，AMA 46.06cm^{2}であるため，
　%TSF＝0.8÷1.064×100＝75.2%
　%AMC＝17.5÷23.94×100＝73.1%
　%AMA＝24.4÷46.06×100＝53.0%
これより中等度（～重度）栄養障害と評価する．

検査値

　検査値では，尿中尿素窒素と窒素バランスが最も重要である．窒素は糖質と脂質には含まれてなく，蛋白質のみに含まれているため，窒素の検査は蛋白質の代謝を調べることになる．窒素は蛋白質質量のほぼ16%を占めているため，窒素＝蛋白質÷6.25となる．

　尿素窒素は蛋白質の水溶性最終代謝産物であり，尿中窒素排泄の約80%を占める．その他，便，皮膚などからも排泄される．24時間蓄尿を行ったうえで尿中尿素窒素を調べれば，1日の尿中尿素窒素排泄量を計算できる．

尿中尿素窒素排泄量（g/日）＝蓄尿量（l/日）×尿中尿素窒素（g/l）

これが尿中窒素排泄の約80%であるため，

窒素排泄量（g/日）＝尿中尿素窒素排泄量×1.25

と計算できる．

　次に窒素摂取量を計算する．経口摂取，経管栄養，経静脈栄養で摂取している蛋白質，アミノ酸の総量を調べれば計算できる．

窒素摂取量（g/日）＝蛋白質・アミノ酸摂取量（g/日）÷6.25

以上より，

窒素バランス（g/日）＝窒素摂取量－尿中尿素窒素排泄量×1.25

もしくは

窒素バランス（g/日）＝窒素摂取量－尿中尿素窒素排泄量－4（推定非尿中尿素排泄量）

のいずれかの式で窒素バランスを計算できる．

窒素バランスが正なら蛋白同化状態，負なら蛋白異化状態と判定する．つまり窒素バランスが正の場合には筋力増強を目標とした機能訓練が可能であるが，負の場合には筋力維持もしくは悪化の予防を目標とした維持的な訓練しか行えない．このような貴重な情報が得られるため，リハ栄養では最も重要な検査項目である．

栄養状態良好で現在の筋肉量を維持すればよい場合や，肥満で減量して脂肪だけを減らしたい場合，窒素バランスの目標は0である．減量時に窒素バランスが負になると，筋肉量も減少していることになる．一方，成長期の小児，妊婦，筋肉量を増やす場合には，正の窒素バランスが目標となる．

筋力増強訓練を行っても筋力が改善しないもしくは低下する場合には，一度窒素バランスを測定するとよい．窒素バランスが負であれば，肝臓や腎臓の機能などに配慮しながら，蛋白質と総エネルギーの摂取量を増やすことが望ましい．

窒素バランス以外の主な検査項目と基準値を表7に示す．これらのうち，主な栄養指標は，アルブミン，リンパ球数，ヘモグロビン（表8）と，コリンエステラーゼ，総コレステロールである．ただし，脱水，炎症，肝疾患などがあると検査値が上下に変化するため，栄養指標として使用することが難しくなる．また，これらの検査値は栄養指標にはならないという意見もある．

入院患者の場合，これらの検査値を容易に入手できるため，検査値の推移で栄養状態をモニタリングすることが多い．しかし，栄養指標としてより重要なのは，体重などの身体計測や窒素バランスであり，これらでモニタリングすることが重要である．

サルコペニアの原因と程度

サルコペニアの有無と程度は，筋肉量，筋力，身体機能で評価可能である．サルコペニアを認める場合にはChapter 1-3（17ページ参照）のように，加齢，活動，栄養，疾患（侵襲，悪液質，原疾患）の4つの原因を認めるかどうかを1つずつ確認する．これらのうち1つしか認めない場合もあれば，4つとも認める場合がある．原因によってリハと栄養管理の対応が異なるため，原因の確認が重要である．

摂食嚥下機能評価

リハ栄養ケアマネジメントでは，摂食嚥下障害の疑いがある場合，必ず摂食嚥下機能評価を行う．特に摂食嚥下の5つの期の評価，スクリーニングテスト，ICFが重要である．

摂食嚥下の5つの期とベッドサイドでの評価例を表9に示す．食事やフードテストの様子を観察することで，認知期から咽頭期までは評価できる．特に食事場面の観察が大切である．

嚥下のスクリーニングテストには，咽頭期の嚥下障害を否定するスクリーニングテスト

表7 主な検査項目と基準値

項目	異常値を示す場合	基準値
白血球数	感染症,白血病	$3.3〜9.0×10^3/mm^3$
好中球	感染症,銅欠乏	40〜75%
リンパ球	感染症,低栄養状態	18〜49%
赤血球数	貧血,低栄養状態	$380〜500×10^4/mm^3$
ヘマトクリット	貧血,低栄養状態	34.8〜45.0%
ヘモグロビン	貧血,低栄養状態	11.5〜15.0g/dL
血小板数	肝硬変,血小板減少性紫斑病	$14.0〜34.0×10^4/mm^3$
総蛋白	蛋白合成能力低下,低栄養状態	6.7〜8.3g/dL
アルブミン	蛋白合成能力低下,低栄養状態	3.8〜5.3g/dL
総ビリルビン	黄疸,溶血	0.2〜1.1mg/dL
直接ビリルビン	黄疸,肝細胞の障害,胆汁うっ滞	0〜0.5mg/dL
アルカリフォスファターゼ	胆汁うっ滞,がんの骨転移	100〜325IU/L
GOT(AST)	肝細胞の障害	10〜40IU/L
GPT(ALT)	肝細胞の障害	5〜45IU/L
γ-GTP	アルコール性肝障害,胆汁うっ滞	≦30IU/L
BUN	腎不全,脱水,消化管出血	8〜23mg/dL
クレアチニン	腎機能障害,腎不全	0.47〜0.79mg/dL
尿酸	高尿酸血症,痛風	≦7.0mg/dL
総コレステロール	高脂血症,低栄養状態	120〜219mg/dL
中性脂肪	高脂血症,低栄養状態	50〜150mg/dL
空腹時血糖	糖尿病,低血糖	70〜109mg/dL
コリンエステラーゼ	肝臓の蛋白合成能力低下,低栄養状態	250〜500IU/L
アミラーゼ	急性膵炎,慢性膵炎	55〜175IU/L
Na	高ナトリウム血症,低ナトリウム血症	137〜147mEq/L
K	高カリウム血症,低カリウム血症	3.5〜5.0mEq/L
Cl	高クロール血症,低クロール血症	98〜108mEq/L
Ca	高カルシウム血症,低カルシウム血症	8.4〜10.4mg/dL
P	高リン血症,Refeeding症候群	2.5〜4.5mg/dL
Mg	高マグネシウム血症	1.9〜2.5mg/dL
CRP	感染症,膠原病,悪性腫瘍	≦0.5mg/dL
尿中尿素窒素	代謝ストレス(蛋白異化),飢餓	g/日
窒素バランス	代謝ストレス(蛋白異化),飢餓	0g/日

表8 主な栄養指標の項目

項目	正常	軽度障害	中等度障害	重度障害
アルブミン(g/dL)	3.6以上	3〜3.5	2.6〜3	2.5以下
リンパ球数(/mm³)	2,000以上	1,200〜2,000	800〜1,200	800以下
ヘモグロビン(g/dL)	男性13以上,女性11.5以上	10〜13		10以下

表9 摂食嚥下の5つの期とベッドサイドでの評価例

	期	評価例
認知期	食物を認知して何をどのくらいどのように食べるかを判断する．	嚥下する前にたくさん口のなかに入れる．拒食．
準備期	食物を口のなかに取り込み，食物を噛んで食塊をつくる．	唾液や食物が口唇からこぼれる．咀嚼が難しい．
口腔期	食塊を口腔から咽頭に送り込む．	嚥下後に食物が口のなかに残る．
咽頭期	食塊を咽頭から食道に送り込む（嚥下反射）．	誤嚥してムセる．ムセないが呼吸や声が変わる．
食道期	食塊を食道から胃に送り込む．	胸やけの有無を聞く（胃食道逆流）．嘔吐する．

表10 咽頭期の嚥下障害を否定するスクリーニングテスト

・反復唾液嚥下テスト
30秒間で唾液を空嚥下してもらう．3回以上嚥下できれば正常，2回以下なら異常と判定する．

・30 ml の水飲みテスト
椅子座位で「この水をいつものように飲んでください」といって，30 ml の水を飲んでもらう．1回で5秒以内であれば正常範囲，5秒以上かかるか2回以上に分ける場合は疑い，むせる場合と飲みきれない場合は異常と判定する．

・頸部聴診法
水飲みテストのときに，甲状軟骨～輪状軟骨直下の気管外側上皮膚面で嚥下音と呼吸音を聴診する．短く強い嚥下音と，その後の澄んだ呼吸音が正常である．長く弱い嚥下音，複数回の嚥下音，水泡様の嚥下音，嚥下後の喘鳴音・湿性音，呼吸音と嚥下音の連続音の場合には，咽頭収縮力の低下，咽頭残留，喉頭侵入，ムセのない誤嚥を疑う．

・パルスオキシメーター
水飲みテストのときに酸素飽和度を評価する．テストの前後で酸素飽和度が3％低下したら，摂食嚥下障害の可能性が高いと判定する．ただし，チェーンストークス呼吸などで呼吸性に酸素飽和度が変動する場合には，判定不能である．

(若林, 2009)[2]

表11 直接訓練の可否を判断するスクリーニングテスト

・フードテスト
ティースプーン1杯（3～4 g）のプリンやゼリーを嚥下してもらう．口腔内が汚いときは，口腔ケアを行ってから実施する．嚥下あり，むせ・湿声嗄声・呼吸変化・口腔内残留なしの場合と，口腔内残留があっても追加嚥下で残留が消失する場合に正常と判定する．口腔内の確認が必要である．頸部聴診法とパルスオキシメーターを併用する．

・改訂水飲みテスト
冷水3 ml を嚥下してもらう．嚥下あり，むせ・湿声嗄声・呼吸変化なしの場合に正常と判定する．頸部聴診法とパルスオキシメーターを併用する．

(若林, 2009)[2]

（表10）と，直接訓練（食べ物を使用した訓練）の可否を判断するスクリーニングテスト（表11）がある[2]．これらを上手に使い分けて，実際に臨床現場で行うことがポイントである．フードテストや改訂水飲みテストで異常の場合には，嚥下造影検査や嚥下内視鏡検査による詳細な評価が必要となる．

　ICFはChapter 1-1（4ページ）を参照されたい．単に栄養と嚥下だけみればよいのではなく，心理面，社会面も含めて全人的に評価する必要がある．栄養と嚥下しかみないと，嚥下機能が改善しても患者や介護者のQOLはむしろ低下することがある．

老嚥とサルコペニアの摂食嚥下障害

　摂食嚥下は多くの筋肉によって行われている．そのため，全身とともに嚥下関連筋にサルコペニアを認めると，高齢者の嚥下機能低下である老嚥（presbyphagia）やサルコペニアの摂食嚥下障害を生じることがある．摂食嚥下障害の原因として最も多いのは脳卒中であるが，高齢社会の進行とともにサルコペニアの摂食嚥下障害を認める高齢者が増加すると予測する．

　老嚥とは，健常高齢者における嚥下機能低下である．老嚥は嚥下のフレイル・虚弱であり，嚥下障害ではない．老嚥の原因には，味覚・嗅覚低下，感覚閾値低下，唾液分泌量減少，喉頭下垂，咽頭腔拡大，咳反射低下，歯牙数減少，義歯不適合，多剤内服による副作用，低栄養，嚥下筋力低下，舌圧低下，嚥下筋の筋肉量減少などがある．加齢による筋肉量減少を，オトガイ舌骨筋[3]や舌[4]に認める．舌の筋肉量は上腕筋面積と関連する[4]．上腕筋面積は全身の筋肉量の目安であるため，全身に筋肉量減少を認める場合，嚥下関連筋にも筋肉量減少を認めやすい．健常高齢男性では誤嚥を認める場合，オトガイ舌骨筋の筋肉量が少なかった[3]．摂食嚥下障害の前段階である老嚥の時点で発見して，摂食嚥下障害や低栄養を予防することが重要である．

　サルコペニアの摂食嚥下障害の例として誤嚥性肺炎をあげる．誤嚥性肺炎は高齢者に多く，急性炎症による侵襲を認めるため，全身や嚥下に関連した筋肉のサルコペニアが進行しやすい．誤嚥性肺炎では「とりあえず安静」「とりあえず禁食」とされることが臨床で多く，廃用によるサルコペニアを合併する．さらに末梢静脈栄養で水電解質輸液のみといった不適切な栄養管理が行われた場合，飢餓によるサルコペニアも合併する．つまり，誤嚥性肺炎ではサルコペニアの4つの原因すべてを合併しやすい（**図2**）[5]．

　その結果，誤嚥性肺炎の前は老嚥や軽度の摂食嚥下障害で経口摂取が可能であったフレイ

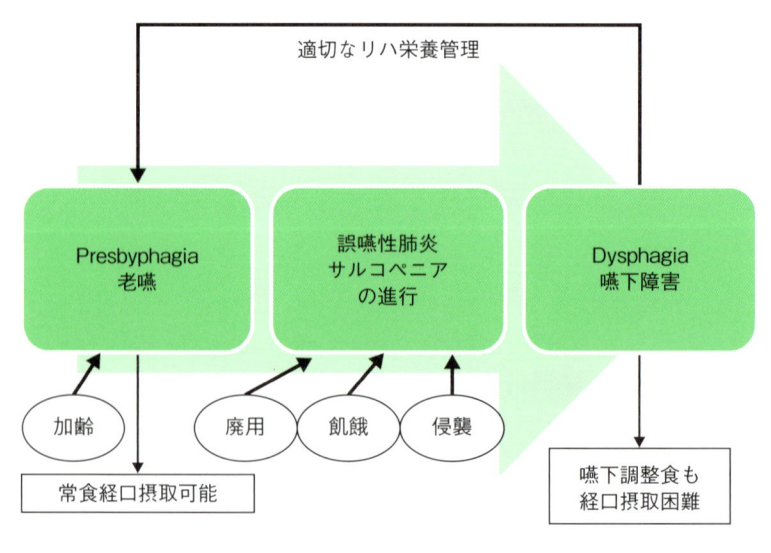

図2　誤嚥性肺炎・サルコペニアの摂食嚥下障害　　　　　　　　　　　　（若林・他，2012）[5]

表12 サルコペニアの摂食嚥下障害診断基準案

①摂食嚥下障害が存在している
②全身のサルコペニアと診断されている（全身の筋肉量と筋力の低下）
③画像検査（CT，MRI，超音波エコー）で嚥下筋のサルコペニアと診断されている
④摂食嚥下障害の原因として，サルコペニア以外の疾患が存在しない
⑤摂食嚥下障害の原因として，サルコペニアが主要因と考えられる（他に摂食嚥下障害の原因疾患：脳卒中，脳外傷，神経筋疾患，頭頸部がん，膠原病などが存在しても）

Definite diagnosis：①，②，③，④
Probable diagnosis：①，②，④
Possible diagnosis：①，②，⑤

表13 身体活動のMETs

METs	身体活動
1.0	横になって静かにテレビを観る，睡眠
1.3	座って静かにする，立位で静かにする
1.5	座位：会話をする，食事をする
1.8	トイレ：座位，立位，しゃがんでの排泄
2.0	整容，家の中を歩く，シャワーを浴びる
3.0	歩行（4.0km/時，平らで固い地面）
3.5	レジスタンス（ウェイト）トレーニング：複合的エクササイズ，さまざまな種類のレジスタンストレーニングを8〜15回繰り返す，階段を降りる，歩行（4.5〜5.1km/時，ほどほどの速さ，平らで固い地面）
4.0	階段を上る：ゆっくり
4.3	歩行（5.6km/時，速い，平らで固い地面，運動目的で歩く）
6.0	レジスタンストレーニング（ウェイトリフティング，フリーウェイト，マシーンの使用），パワーリフティング，ボディービルディング，きつい労力
8.8	階段を上る：速い

(Ainsworth et al, 2011)[10]

ル高齢者が，誤嚥性肺炎の治癒後にはサルコペニアの摂食嚥下障害となり，経口摂取困難となることがある．嚥下機能と上腕周囲長，下腿周囲長に関連を認め，疾患・不活動・低栄養による二次性サルコペニアが，嚥下筋や嚥下機能に関与している可能性がある[6,7]．頭部挙上筋力は，嚥下障害と低栄養に関連する[8]．サルコペニアの摂食嚥下障害の診断基準案を**表12**に示す[9]．

リハビリテーションの種類・内容・時間

　PT・OT・STのいずれも訓練を行えばその分，エネルギー消費量は増加する．しかし，訓練の内容と時間によって，エネルギー消費量は異なる．
　エネルギー消費量の目安は，METs（metabolic equivalents；メッツ）である．これは運動時の酸素消費量を，安静座位時の酸素消費量で割った数値で，運動の強さの指標となる．主な身体活動のMETsを**表13**に示す[10]．ベッドサイドリハは1〜3METs程度，リハ訓練室でのリハは1.5〜6METs程度のことが多いと思われる．

表14 訓練によるエネルギー消費量の例

- 体重50kgの患者が2METs程度の作業療法を1時間行う場合，
    1.05×50×2×1＝105kcal
- 体重40kgの患者が3METs程度の理学療法を1時間行う場合，
    1.05×40×3×1＝126kcal
- 体重45kgの患者が1.5METs程度の言語聴覚療法を1時間行う場合，
    1.05×45×1.5×1＝71kcal
- 体重55kgの患者が1.2METs程度の理学療法を20分間行う場合，
    1.05×55×1.2×1/3＝23kcal

METsから身体活動のエネルギー消費量は以下の式で計算できる．

エネルギー消費量（kcal）＝1.05×体重（kg）×METs×運動時間（h）

訓練によるエネルギー消費量の例を**表14**に示す．ベッドサイドリハのエネルギー消費量は少ない．一方，リハ訓練室で1時間以上訓練を行う場合には，エネルギー摂取量の追加を考慮すべきである．

エネルギー摂取量がエネルギー消費量より少ない場合，訓練を行うとさらにエネルギーが不足することになる．そのため機能維持を目標に，エネルギー消費量の少ない訓練を心掛ける．

エネルギー消費量

全エネルギー消費量（total energy expenditure；TEE）は，基礎エネルギー消費量（basal energy expenditure；BEE）から次の式で推計される．

TEE（kcal）＝BEE×活動係数×ストレス係数

BEEはHarris-Benedictの式[11]で推計されることが多い．

男性：66.47＋13.75W＋5.0H－6.76A

女性：655.1＋9.56W＋1.85H－4.68A

W：体重（kg），H：身長（cm），A：年齢（年）

現体重が不明の場合には標準体重で計算する．ただし本来この式を適用できるのは，21～70歳であることに留意するが，実際には70歳以上の患者にも用いている．また，関節熱量計を用いて安静時エネルギー消費量を調べることもある．このほうがHarris-Benedictの式より正確である．リハでは運動強度の評価で呼気ガス分析を行うことが多いが，リハ栄養アセスメントでも有用である．

活動係数とストレス係数の例を**表15，16**に示す．リハによる活動係数の推計は，ベッドサイドリハの場合には訓練によるエネルギー消費量が少ないため，ベッド上安静と同じ1.2でよい．一方，ベッド外活動の他，2～3METs程度の訓練をリハ訓練室で20分間行っている場合には1.3～1.4，1時間行っている場合には1.4～1.7，2時間以上行っている場合には1.5～2.0を目安とする．回復期リハ病棟に入院中の脳卒中患者で，良好な栄養状態を維持するために必要な平均の活動係数は，やせ群1.7，標準群1.4，肥満群1.2であった[12]．また，活動係数が1.7では体重減少を認め，2.0にして初めて栄養改善が得られた患者がいる[13]．また，固縮，痙性による筋緊張の亢進や振戦など不随意運動を認める場合には，0.1

表15　活動係数の例

寝たきり（意識障害，JCS2～3桁）：1.0
寝たきり（覚醒，JCS1桁）：1.1
ベッド上安静：1.2
ベッドサイドリハ：1.2
ベッド外活動：1.3
機能訓練室でのリハ：1.3～1.5
軽労働：1.5
中～重労働：1.7～2.0

表16　ストレス係数の例

飢餓状態：0.6～1.0
術後3日間：手術の侵襲度によって1.1～1.8
骨折：1.1～1.3
褥瘡：1.1～1.6
感染症：1.1～1.5
臓器障害：1臓器につき0.2追加（上限2.0）
熱傷：深達度と面積によって1.2～2.0
発熱：1℃上昇ごとに0.13追加

～0.2程度，活動係数を高くする．一方，弛緩性麻痺の場合には，0.1～0.2程度，活動係数を低くする．

　BEE，活動係数，ストレス係数はいずれも推計であり，全エネルギー消費量の推計にはかなりの誤差が生じ得る．正確な数字ではなく，あくまで目安であることに留意する．また，エネルギー消費量を体重1kg当たり25～30kcalと簡便に推計する方法もある．ただし，年齢，性別，活動量，侵襲度を考慮していないことに留意して使用する．

エネルギー摂取量

　エネルギー摂取量は，経口摂取＋経管栄養＋静脈栄養で計算できる．

　経管栄養と静脈栄養は確実に計算できる．各栄養剤や輸液製剤のエネルギー量は他書や一覧表を参照されたい．経口摂取に関しては，現在の食事のエネルギー量×摂取割合（％）÷100で推計する．この推計は管理栄養士に相談してもよい．

　次に，エネルギー摂取量－エネルギー消費量を計算することで，現在の栄養管理が適切であるかどうかを判断する．これが負なら体重減少，正なら体重増加となることが多い．特に基礎エネルギー消費量以下のエネルギー摂取量であれば，機能改善を目標としたリハは困難である．

　PT・OT・STは，患者の「エネルギー摂取量－エネルギー消費量」が正か負かを必ず確認する．これを確認しないで訓練を行うことは，バイタルサインを無視して訓練を行うことと同様に無謀である．ただし，エネルギー消費量は推計による仮説であり，エネルギー摂取量との差も実際とは大きく異なる場合がある．そのため，食事摂取量や体重など栄養状態のモニタリングで仮説を検証することが必要である．検証したうえで，リハ栄養ケアプランを再検討する．

　ビタミンとミネラルについては，特にカルシウム，鉄，亜鉛，ビタミンB1，ビタミンB6，ビタミンB12，ビタミンDが不足しやすい．これらの欠乏が疑われる場合には，検査で評価する．

文献

1) 日本栄養アセスメント研究会身体計測基準値検討委員会：日本人の新身体計測基準値（JARD2001）．栄評治 **19**（Suppl），2002．
2) 若林秀隆：症例で学ぶ栄養アセスメントと栄養療法—摂食・嚥下障害．*Nutrition Care* **12**：142-150, 2009．

3) Feng X et al：Aging-related geniohyoid muscle atrophy is related to aspiration status in healthy older adults. *J Gerontol A Biol Sci Med Sci* **68**：853-860, 2013.
4) Tamura F et al：Tongue thickness relates to nutritional status in the elderly. *Dysphagia* **27**：556-561, 2012.
5) 若林秀隆，藤本篤士：サルコペニアの摂食・嚥下障害―リハビリテーション栄養の可能性と実践，医歯薬出版，2012，p127.
6) Kuroda Y, Kuroda R：Relationship between thinness and swallowing function in Japanese older adults：implications for sarcopenic dysphagia. *J Am Geriatr Soc* **60**：1785-1786, 2012.
7) Kuroda Y：Relationship between swallowing function, and functional and nutritional status in hospitalized elderly individuals. *Int J Speech Lang Pathol* **2**：20-26, 2014.
8) Wakabayashi H et al：Head lifting strength is associated with dysphagia and malnutrition in frail elderly. *Geriatr Gerontol Int* 2014, doi：10.1007/s13539-014-0162-x
9) Wakabayashi H：Presbyphagia and sarcopenic dysphagia：association between aging, sarcopenia, and deglutition disorders. *J Frailty Aging* **3**：97-103, 2014.
10) Ainsworth BE et al：2011 Compendium of Physical Activities：a second update of codes and MET values. *Med Sci Sports Exerc* **43**：1575-1581, 2011.
11) Harris JA, Benedict FG：A biometric study of human basal metabolism. *Proc Natl Acad Sci USA* **4**：370-373, 1918.
12) 和田彩子・他：脳卒中回復期患者の栄養療法―活動係数の目安．*JJRN* **49**：S214，2012.
13) 二井麻里亜，若林秀隆：リハビリテーション栄養チームで対応した糖尿病症例．*Nutrition Care* **6**：98-102，2013.

COLUMN リハビリテーション訓練室に栄養剤を

リハ訓練室で水やスポーツ飲料を飲む患者は少なくないが，高エネルギーの栄養剤（ゼリー飲料を含む）を飲む患者はほとんどいない．栄養剤は病棟で食事中や食間に飲むものという先入観がないだろうか．

低栄養状態の患者では，運動前後に蛋白質と糖質を含んだ栄養剤を飲むことで，筋肉量が増加してADLや歩行が改善する可能性がある．三度の食事だけで十分なエネルギーを摂取することは難しい高齢者に，エネルギー蓄積量を考慮した攻めの栄養管理を行う際にも有用である．肥満や糖尿病などでエネルギー制限をしている患者もいるので，誰でもリハ訓練室で栄養剤を飲むというわけにはいかない．しかし，リハ訓練室に栄養剤を常備することで低栄養状態の患者の訓練効果を高めることができれば，その意義は大きい．近年はリハ栄養とサルコペニア用の栄養剤も市販されており，機能訓練直後にリハ訓練室で栄養剤を飲む環境が整いつつある．将来的にはリハ訓練室に管理栄養士が常駐することが当然の時代がくるかもしれない．

Chapter 2 — リハビリテーション栄養ケアマネジメント

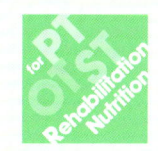

4 リハビリテーション栄養ケアプラン

内容のポイント POINT

- 予後予測を行い，SMARTなSTGとLTGを設定する．
- 腸管の使用の可否も重要であるが，経口摂取の可否を最初に考える．
- 推定エネルギー必要量は，エネルギー消費量とエネルギー蓄積量から推計する．
- 高齢者のほうが若年者より栄養状態が改善しにくい．
- 現在の全身状態，栄養状態，栄養管理に合わせた訓練を行う．

リハビリテーション栄養のゴール設定

リハ栄養アセスメントの結果から予後予測を行い，ゴールを設定する．その際にはSMARTなゴール（29ページ参照）にする．検査値は身体計測より早期に改善が数値でみえるので，栄養管理の指標にしがちである．しかし，ADLやQOLにより関連しているのは身体計測であるため，ゴールには身体計測を用いる．検査値に関しては，窒素バランスのみ使用する．また，CRP 3 mg/dL以下であれば同化期と考える目安がある．一方，CRP 5 mg/dL以上であれば異化期を疑う．

また，STG，LTGとも現状維持となることが少なくない．その場合には障害固定と考え，単に訓練を継続するのではなく，早期に今後の方針を明確にする．

投与ルート

投与ルートは，経口摂取，経管栄養，静脈栄養の3種類に分けられる．投与ルートの原則は，「腸管を使用できるときは腸管を使用する（経腸栄養）」であり，図1のようなフローチャートを用いて判断することが多い．静脈栄養と比較して経腸栄養では，消化管粘膜の萎縮の予防，感染症の減少，重篤な合併症の少なさ，費用が安価などの利点がある．

しかし，患者のQOL向上に最も貢献する投与ルートは当然，経口摂取である．したがって，リハ栄養ケアプランでは，図2のフローチャートを推奨する．摂食嚥下機能を評価しないNSTが散見されるが，リハ栄養ケアマネジメントでは必ず摂食嚥下機能評価を行う．

経管栄養では，胃瘻や腸瘻といった瘻孔造設以外に，間欠的経管栄養法がある．間欠的経管栄養法も考慮した経管栄養投与ルート選択のフローチャートを図3に示す．

推定エネルギー必要量

推定エネルギー必要量は，エネルギー消費量とエネルギー蓄積量から推計する．

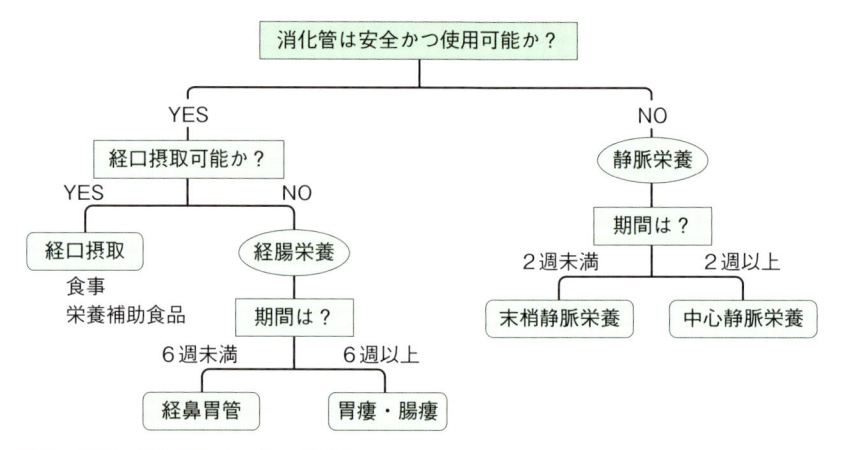

図1 通常の栄養投与ルートのガイドライン

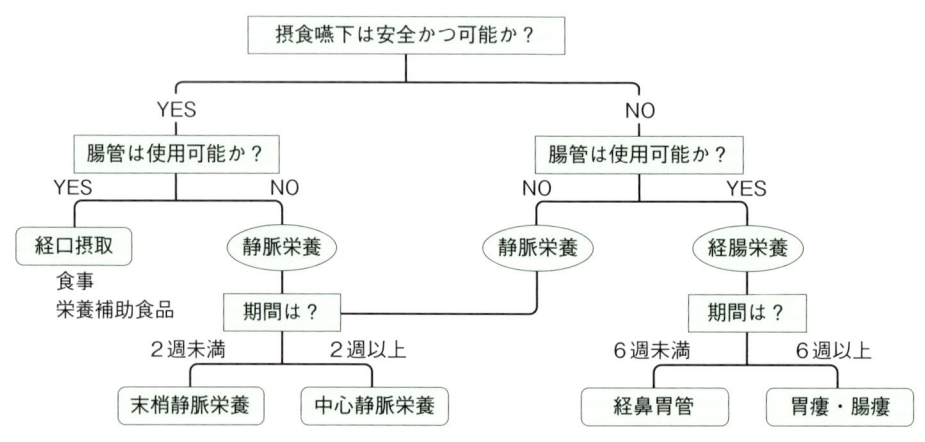

図2 経口摂取を重視した栄養投与ルート

推定エネルギー必要量＝エネルギー消費量±エネルギー蓄積量

　エネルギー消費量と同量のエネルギーを投与すれば，現在の栄養状態を維持できる．現在の栄養状態が良好な場合には，エネルギー蓄積量は0でよい．

　一方，低栄養状態で栄養改善を目指す場合の蓄積量は＋200〜750 kcal，肥満で減量を目指す場合の蓄積量は－200〜750 kcalとして，1カ月に1〜3 kgの体重増減を目指す．ただし，栄養改善の場合にはRefeeding症候群（コラム，50ページ参照）に十分留意しながら徐々に投与量を増やしていく．減量の場合には，基礎エネルギー消費量を下回らないようにする．

　エネルギー消費量の推計にはかなりの誤差があるため，栄養改善や減量を目標としてエネルギー蓄積量を±200〜750 kcalとして投与しても，変化しない場合や大きく変化する場合がある．必ずモニタリングで推定エネルギー必要量を改めて推計する．

　高齢者では栄養改善に要するエネルギー蓄積量が多い．若年者では1 kgの体重増加に約

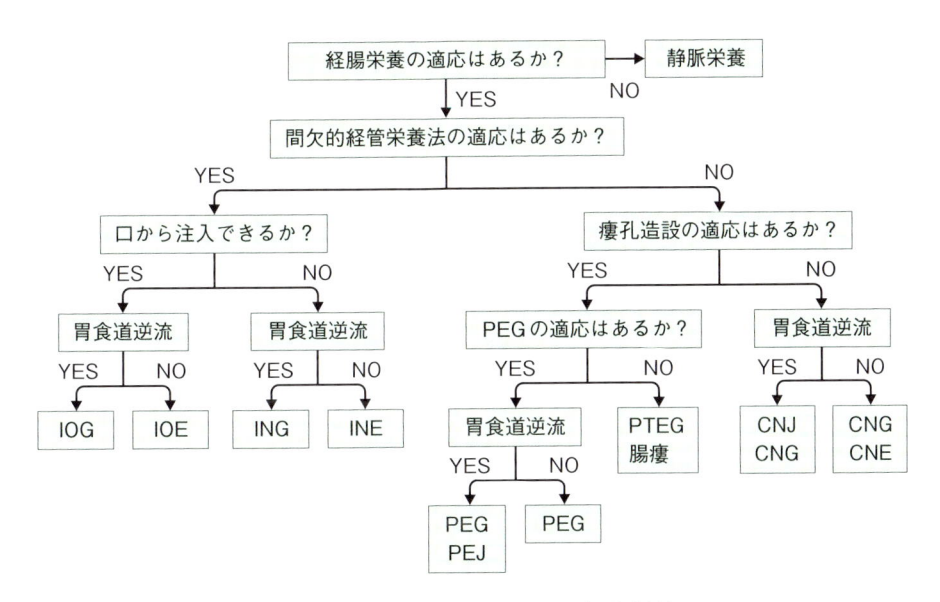

```
                    ┌─────────────────────┐
                    │ 経腸栄養の適応はあるか？ │──→ 静脈栄養
                    └─────────────────────┘   NO
                            │ YES
                    ┌─────────────────────┐
                    │ 間欠的経管栄養法の適応はあるか？ │
                    └─────────────────────┘
                     YES ↙           ↘ NO
           口から注入できるか？          瘻孔造設の適応はあるか？
           YES ↙   ↘ NO              YES ↙      ↘ NO
       胃食道逆流    胃食道逆流      PEGの適応はあるか？    胃食道逆流
       YES NO       YES NO          YES ↙  ↘ NO         YES  NO
       IOG IOE      ING INE       胃食道逆流  PTEG      CNJ   CNG
                                   YES NO    腸瘻       CNG   CNE
                                   PEG  PEG
                                   PEJ
```

IOG：Intermittent Oro-Gastric tube feeding（間欠的口腔胃経管栄養法）
IOE：Intermittent Oro-Esophageal tube feeding（間欠的口腔食道経管栄養法）
ING：Intermittent Naso-Gastric tube feeding（間欠的経鼻胃経管栄養法）
INE：Intermittent Naso-Esophageal tube feeding（間欠的経鼻食道経管栄養法）
PEG：Percutaneous Endoscopic Gastrostomy（経皮内視鏡的胃瘻造設術）
PEJ：Percutaneous Endoscopic Jejunostomy（経皮内視鏡的空腸瘻造設術）
PTEG：Percutaneous Trans-Esophageal Gastro-tubing（経皮経食道胃管挿入術）
CNJ：Continuous Naso-Jejunal tube feeding（持続的経鼻空腸経管栄養法）
CNG：Continuous Naso-Gastric tube feeding（持続的経鼻胃経管栄養法）
CNE：Continuous Naso-Esophageal tube feeding（持続的経鼻食道経管栄養法）

図3　経腸栄養投与ルート選択のフローチャート

7,500 kcalが必要であるが，高齢者では8,800〜22,600 kcalを要する[1]．そのため，高齢者では栄養改善に時間を要することが多い．

　エネルギー量の次に蛋白質の投与量を決める．体重×ストレス係数が1つの目安である．次に蛋白質が体蛋白合成に利用されるように，NPC/N比（Non protein calorie/nitrogen；非蛋白カロリー/窒素比）が150〜200になるように調整する．ただし，侵襲時は100〜150，透析導入前の腎不全のときは300〜500とする．

　次に脂質の投与量を決める．体重1kgあたり脂質1gが1つの目安である．また，エネルギー投与量の20〜30%の間とする．最後に糖質の投与量を，

総エネルギー投与量－蛋白質－脂質

で計算して決める．

　水分は1ml×推定エネルギーか，体重1kgあたり30〜35mlのいずれかで計算する．脱水や浮腫の場合には，病態に応じて投与量を増減する．ビタミン，ミネラルは基本的に1日必要量を投与量として，過剰や欠乏の場合には病態に応じて増減する．

リハビリテーションの種類・内容・時間

　Chapter 1-1，表1（3ページ参照）のように，現在の栄養状態で，リハの目標を機能改善か機能維持と決める．機能維持が目標の場合には，関節可動域訓練，ポジショニング，物理療法，座位訓練，ADL訓練，認知訓練などを20〜60分程度行う．訓練で栄養状態を悪化させないように配慮することが必要である．

　機能改善が目標の場合には，レジスタンストレーニングや持久性トレーニングも含めて20分から3時間以上行う．リハ栄養的には，禁忌となる訓練内容はなく，訓練時間の制約もない．訓練効果が出ているかを定期的にモニタリングして，効果が少ない場合には訓練内容，訓練時間，栄養状態を再評価して，リハ栄養ケアプランを再度立案する．

文献

1) Hebuterne X et al：Ageing and muscle：the effects of malnutrition, re-nutrition, and physical exercise. *Curr Opin Clin Nutr Metab Care* **4**：295-300, 2001.

COLUMN　Refeeding症候群

　Refeeding症候群とは，慢性的な飢餓状態の患者が大量の糖質を摂取した際に発生する症候群で，適切に治療しないと致死的となる．糖質の大量摂取でインシュリン分泌が促進され，カリウムやマグネシウムが細胞内に取り込まれることで，低カリウム血症，低マグネシウム血症となる．ATPの産生でリンが消費されるため，低リン血症となる．その結果，不整脈や呼吸機能低下などを認める．

　予防にはRefeeding症候群の存在を知ることが重要である．Refeeding症候群を知っていれば，栄養不良患者の初期エネルギー投与量を少なめに設定できる．栄養状態が悪いほど，すぐに栄養改善を目指したくなるが，Refeeding症候群の予防を優先する．脂肪乳剤でリン脂質を投与することも有用である．患者の急変，急死の原因がRefeeding症候群と診断された場合，業務上過失致死と判断される可能性があるかもしれない．

Chapter 2 — リハビリテーション栄養ケアマネジメント

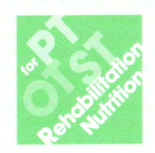

5 NSTにおけるPT・OT・STの役割

内容のポイント POINT

- NSTは職種の壁を超えた多職種で適切な臨床栄養管理を行う医療チームである．
- 回復期リハ病院では，管理栄養士を病棟専従としてリハカンファレンスに必ず参加する形でもよい．
- 医療チームは古典的医療型，多職種参加型，多職種連携型，超職種型に分類できる．
- PT・OT・STは，NSTで活動係数設定の役割を担ってほしい．
- リハ栄養の地域連携には，リハ栄養サマリーの活用が有用である．

NSTとは

　NSTはNutrition Support Team（栄養サポートチーム）の略称で，職種の壁を超えた多職種で個々の患者に適切な臨床栄養管理を行う医療チームである．チームを構成する主な職種は，医師，歯科医師，看護師，薬剤師，管理栄養士，臨床検査技師，PT，OT，ST，歯科衛生士である．1職種でも一定の臨床栄養管理を行うことは可能であるが，多職種で取り組むほうが質の高い臨床栄養管理を実践できる．

　大半のNSTでは，医師がリーダー（チェアマン）として活動している．しかし，適切な医師がいない場合には，他職種がリーダーとして活動してもよい．チェアマンの下にサブリーダー（ディレクター）がいる．ディレクターは1人のことも大勢いることもある．事務局は栄養部のことが多いが，リハ部が事務局となっているNSTもある．

　NSTの主な活動はカンファレンス，回診，勉強会である．いずれも定期的に実施し，カンファレンスと回診は週1〜5回，勉強会は月1回が標準と思われる．ただし，施設の規模や依頼件数などによって，これらの頻度は異なる．院内全体を担当する全科型のNSTが多いが，なかには一部の科や病棟のみで活動している．一部の施設ではNSTの院内報を発行している．

　入院患者の多くに低栄養状態を認め，主治医による臨床栄養管理だけでは不適切な場合があることが明らかになったため，NST稼働施設が急増した．低栄養状態の入院患者が多い理由を表1にまとめた．臨床栄養管理に関する知識や教育は，PT・OT・STも含めたすべての職種で不十分である．特に医師の臨床栄養管理に関する知識は乏しく，リハの阻害因子になっている．

　NSTの普及によって，より多くの患者に適切な臨床栄養管理が行われるようになったことは確かである．しかし，NSTの課題は多く（表2），理想的に活動できているNSTは少数と思

表1　低栄養状態の入院患者が多い理由

- 低栄養状態になりやすい高齢者が多い.
- 入院中の臨床栄養管理が不適切である.
- 他の臨床業務で忙しく栄養状態を考慮する余裕がない.
- 栄養不良患者が多いことを認識していない.
- 臨床栄養管理に関する知識が不十分である.
- 臨床栄養管理に関する教育を受けていない.
- 臨床栄養管理への関心が少ない.
- 正しい臨床栄養管理が行われているという思い込みがある.

表2　NSTの課題

- NSTにPT・OT・STや医師の参加が少ない.
- NSTの提案を主治医が無視することがある.
- NSTの依頼・介入患者が少なすぎる場合と多すぎる場合がある.
- NSTとリハの連携が少ない.
- 適切な摂食嚥下機能の評価と訓練を行わずに，安易に経腸栄養を選択することがある.
- 中心的に活動していた医師が異動すると，NSTの活動が停滞しやすい.
- 多職種での連携がうまくいかないことがある.
- 診療報酬面でのインセンティブが少ない.
- 入院中の臨床栄養管理しか実施せず，退院後の地域連携は不十分なことが多い.
- アウトカムの評価や質の高いエビデンスの創出が不十分である.

われる．地域一体型NSTや地域のNST研究会で，各施設のNSTをサポートする体制をつくることが望ましい．また，PT・OT・STはNSTに参画して，患者の栄養改善とQOL向上に貢献してほしい.

NSTとリハビリテーションの関連

　急性期病院における筆者の経験では，NSTに依頼のあった患者のうち，半数以上にリハが関与している．PT・OT・STが関与していない患者のほうが少なく，NST回診をきっかけにPT・OT・STを開始することも珍しくない．そのため，NSTとリハを切り離すことはできないと考えている.

　回復期リハ病院でも低栄養の患者は少なくない．回復期リハ病棟協会栄養委員会の調査[1]では，入院患者の37.7%に低栄養を認めた．また，低栄養の場合にADLの向上が得られにくかった．そのため，PT・OT・STが臨床栄養のことを無視することには問題がある.

　急性期病院には重症患者が比較的多い．疾患を問わず重症な場合には疾患の治療が優先されて，臨床栄養管理は後回しにされやすい．同時に重症なほど侵襲が強いため，筋肉などの蛋白異化が亢進しやすい．また，治療による安静臥床期間も長く，廃用が進みやすい．そのため，疾患が重症なほど廃用と栄養障害を合併する患者が少なくなく，NSTとリハの両方を必要となりやすい．リハだけ，もしくはNSTだけでADLやQOLを最大限向上させることは難しい.

　高齢者の多くはサルコペニアでもともと筋肉量が少ないところに疾患による侵襲や不適切な臨床栄養管理が加わるため，重症でなくてもADLや歩行能力に障害が出やすい．この場合にもNSTとリハの両方を必要とすることが多い．これらよりNSTとリハの関連は強いた

め，PT・OT・STのNSTへの参画が望ましい．

回復期リハ病院では，NSTでリハ栄養管理を行ってもよい．一方，管理栄養士を病棟専従として，リハカンファレンスに必ず参加させ，「リハからみた栄養」と「栄養からみたリハ」を話し合う形にしてもよい．

チーム形態の種類

リハでは医療チームの形態を，古典的医療型（medical model），多職種参加型（multidisciplinary team），多職種連携型（interdisciplinary team），超職種型（transdisciplinary team）の4種類に分類している（図1）[2]．古典的医療型と多職種参加型は医師中心のチーム形態であり，NSTや嚥下チームには向いていない．

多職種連携型は，医師とその他の職種は対等な関係であり継続的に連携していて，各職種の業務の境界が明確である．ある職種がチームにいない場合に，その職種の領域を他の職種がカバーすることはない．そのため，多くの職種がチームにそろっていることが求められるチーム形態である．また，常に一定の役割しか担当しないため，チームメンバーの現場での学習機会は少ない．

超職種型は，各職種の業務の境界が不明瞭であり職種の壁を超えること，どの職種のチー

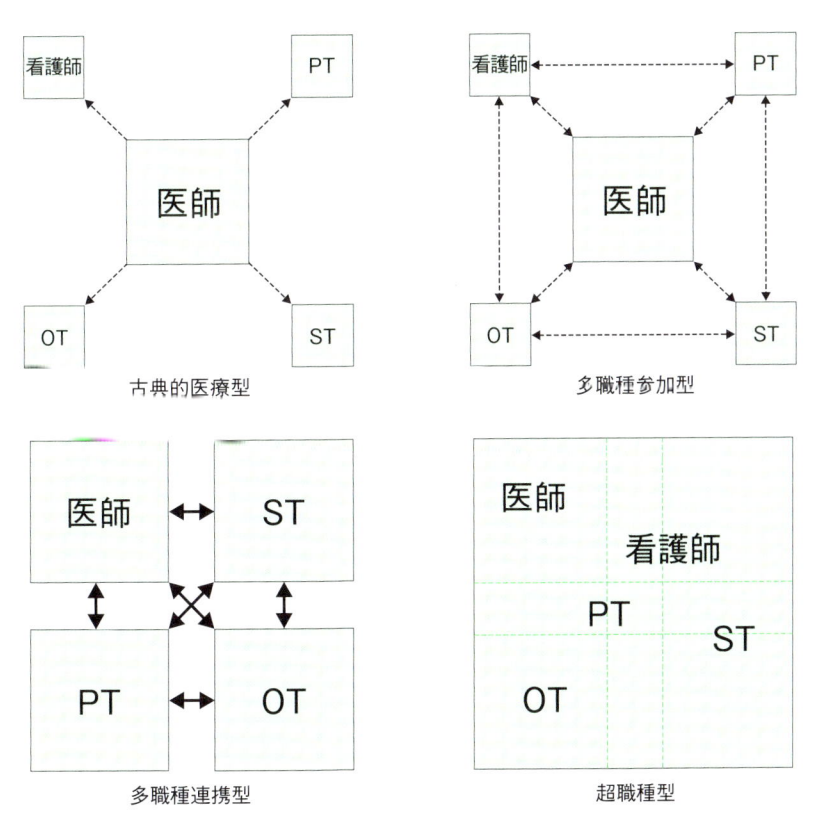

図1 4種類の医療チームの形態

(若林, 2006)[2]

図2 超職種型の役割分担例

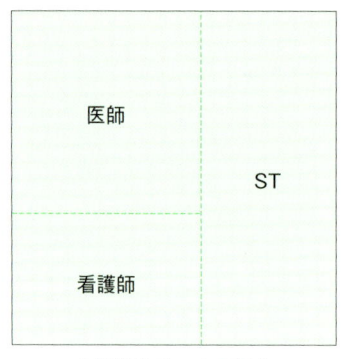

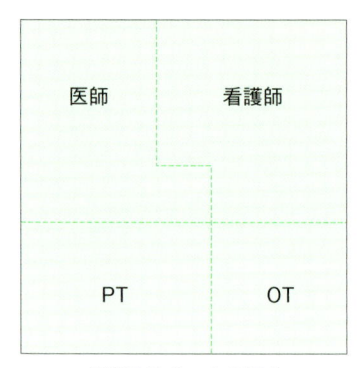

（3職種のチームの場合／4職種のチームの場合／5職種のチームの場合／6職種のチームの場合）

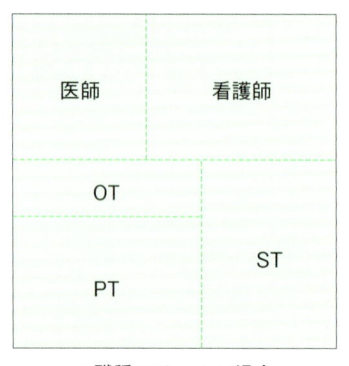

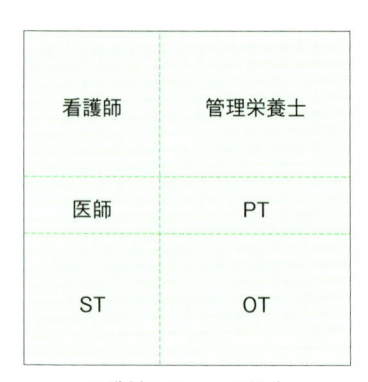

ムであっても必要な領域はすべてカバーすること，各職種の役割は全体をカバーしながら随時変更することが特徴である（図2）．ある職種がチームにいなくても全体をカバーするため，チーム形態として最も質が高い．一方，最もマネジメント能力が求められるチーム形態でもある．

NSTには多職種連携型か超職種型が適当である．ただし，NSTは職種の壁を超えたチーム医療と定義されているため，超職種型が理想と考える．そのためには，NSTにかかわるすべての職種が，NST専門療法士レベルの知識を有することが必要となる．つまり，栄養ケアプランの立案能力まで求められる．

リハ栄養アセスメントと比較して，リハ栄養ケアプランの立案はかなり難しい．しかし，チームメンバーの現場での学習機会は多く，うまくマネジメントできれば多職種参加型より格段に学習して成長することができる．

PT・OT・STの役割

すべてのPT・OT・STに求められる役割と，超職種型のNSTに参画しているPT・OT・STに求められる役割は多少異なる（表3）．前者では基本的な臨床栄養管理の流れを理解していればよい．ただし，ベッドサイドで可能な摂食嚥下機能の評価は必須である．また，活動

表3　PT・OT・STの役割

すべてのPT・OT・STの役割
　リハ栄養スクリーニング
　リハ栄養アセスメント
　ベッドサイドで可能な摂食嚥下機能評価
　ADL評価，食事動作と姿勢の評価
　機能改善を目標とした機能訓練の可否の判断

超職種型NSTのPT・OT・STの役割
　上記の全項目に加え，
　　病状と病態栄養の把握
　　摂食嚥下訓練
　　リハ栄養ケアプラン立案
　　モニタリングと効果判定
　　NSTのチームマネジメント
　　院内外でのリハ栄養の教育と普及
　　リハ栄養の研究

表4　セッティング別のリハビリテーション栄養実践例

セッティング	リハビリテーション栄養実践例
急性期病院	・NSTにPT・OT・STが参加する． ・嚥下チームにPT・OT・看護師・薬剤師・管理栄養士・歯科衛生士が参加する． ・呼吸ケアチームに管理栄養士・薬剤師が参加する． ・リハカンファレンスに管理栄養士・薬剤師・歯科衛生士が参加する． ・PT・OT・ST・管理栄養士などを病棟配属にする． ・2職種以上でリハ栄養を話し合う機会をつくる．
回復期リハ病院	・リハカンファレンスに管理栄養士・薬剤師・歯科衛生士が参加する． ・管理栄養士・歯科衛生士を病棟配属にする． ・NSTにPT・OT・STが参加する． ・2職種以上でリハ栄養を話し合う機会をつくる．
施設	・2職種以上でリハ栄養を話し合う機会をつくる． ・ケースカンファレンスにPT・OT・ST・管理栄養士が参加する． ・NST，嚥下チーム，リハ栄養チーム（リハNST）をつくり，できるだけ多くの職種が参加する． ・1職種（1人）で，できる範囲で実践してみる．
在宅	・2職種以上でリハ栄養を話し合う機会をつくる． ・訪問栄養指導を行う管理栄養士と連携する． ・訪問看護師や訪問リハを行うPT・OT・STと連携する． ・地域一体型NSTをつくり，できるだけ多くの職種が参加する． ・地域でのリハ栄養モデルをつくる． ・1職種（1人）で，できる範囲で実践してみる．

量，筋緊張，不随意運動を考慮したうえで活動係数を決定するのは，PT・OT・STが最適である．NSTに参加しても役割がわからないPT・OT・STは，まず活動係数設定の役割を担ってもらいたい．

　一方，後者ではNST専門療法士レベルの知識と技能が求められる．PT・OT・STに限らず，職種の壁を超えて学習，行動することは決して容易ではない．しかし，現場で活躍している医療人には，職種の壁を超えている人が多い．PT・OT・STがNST専門療法士レベルの知識と技能を身につければ，活躍できる可能性が高いと考える．ADLやQOLを向上させる

リハビリテーション栄養サマリー

医療機関名　　　　　　　　　　　　　　　　　　　　　　　平成　　年　　月　　日

患者氏名	様　□男性　□女性　年齢　　　歳
主病名	□脳梗塞　□脳出血　□大腿骨近位部骨折　□誤嚥性肺炎　□(　　　　)
併存疾患	□COPD　□慢性心不全　□認知症　□うつ　□褥瘡　□その他 (　　　　　　　　　　　　　　　　　　　　　　　　　　)

	入院時評価	退院時評価
検査データ	(検査日　　年　　月　　日) Alb　　g/dl　CRP　　mg/dl Hb　　g/dl　その他	(検査日　　年　　月　　日) Alb　　g/dl　CRP　　mg/dl Hb　　g/dl　その他
身体測定値	身長　　cm　体重　　kg AC　　cm　TSF　　mm　CC　　cm 握力　右　　kg　　左　　kg 歩行速度　　m/s（歩行不可の場合は0）	身長　　cm　体重　　kg AC　　cm　TSF　　mm　CC　　cm 握力　右　　kg　　左　　kg 歩行速度　　m/s（歩行不可の場合は0）
嚥下障害レベル	Lv.	Lv.
FIM	（運動　　点）（認知　　点）	（運動　　点）（認知　　点）
備考		

サルコペニア判定	□有　□無 原因（複数可）　□加齢　□栄養　□活動　□疾患 (　　　　　　　　　　　　　　　　　　　　　)
リハ内容	□機能維持目標　　□機能改善目標 　内容（複数可）　□持久力訓練（□高負荷　□低負荷） 　　　　　　　　□筋力増強訓練（□高負荷　□低負荷）　□その他（　　　　）
栄養管理	給与栄養量：エネルギー　　　kcal　　たんぱく質　　g 　　　　　（SF　　　AF　　　エネルギー蓄積量　　kcal） 栄養補給法：□経口　□経腸栄養（□経鼻　□胃瘻）□経静脈栄養　□その他（　　） 摂取状況：□良好　□不良（　　割程度摂取） 食事内容： 嚥下調整食分類コード：□0j　□0t　□1j　□2-1　□2-2　□3　□4 　　　　　　　　　　　□濃いとろみ　□中間のとろみ　□薄いとろみ
口腔状態	□良好　□不良　□その他（　　　　　　　　　　） □義歯あり（□使用　□未使用　□適合　□不適合）　□義歯なし □専門的口腔ケア実施　□歯ブラシ　□歯間ブラシ　□舌ブラシ　□スポンジブラシ　□保湿剤
備考	

リハ栄養管理上の問題点

問い合わせ先
施設名 　住所　〒 　Tel　　　　　　　　　FAX　　　　　　　　作成者：所属：氏名

図3　リハビリテーション栄養サマリー

リハビリテーション栄養ではICFによる機能評価に基づき予後予測，ゴール設定を行い，QOLを最大限向上することをめざします．
リハからみた栄養，栄養からみたリハの双方の視点からリハ，栄養のプラン作成，実施を行う際の資料としてリハ栄養サマリーをご使用ください．下記にサマリー内に記載のある評価，用語等の詳細を記載していますので，参考にしてください．

●AWGSによるサルコペニア診断のためのアルゴリズム

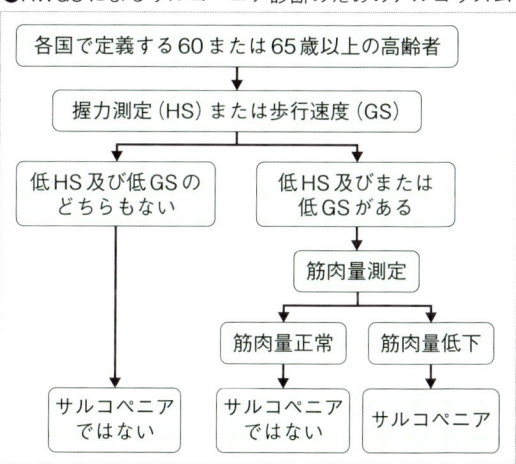

各国で定義する60または65歳以上の高齢者
↓
握力測定（HS）または歩行速度（GS）
↓
- 低HS及び低GSのどちらもない → サルコペニアではない
- 低HS及びまたは低GSがある → 筋肉量測定
  - 筋肉量正常 → サルコペニアではない
  - 筋肉量低下 → サルコペニア

＊低HS…握力が男性26Kg未満，女性18Kg未満
　低GS…歩行速度が0.8m/s未満
＊筋肉量が測定できない場合はBMI18.5kg/m² もしくは下腿周囲長30cm以下を筋肉量低下と判定する．

●サルコペニア分類

原発性サルコペニア	加齢以外の原因なし
活動に関連したサルコペニア	ベッド上安静，ライフスタイルに起因する（廃用性筋萎縮含む）
栄養に関連したサルコペニア	エネルギー，タンパク質の摂取量不足に起因する（神経性食思不振症含む）
疾患に関連したサルコペニア	進行した臓器不全（心臓，肺，肝臓，腎臓，脳）炎症疾患，悪性疾患，内分泌疾患に起因する（侵襲，甲状腺機能亢進症，多発性筋炎などを含む）

●サルコペニア肥満（低筋肉型肥満）
　特にADLや歩行制限を認めやすい．
　体重，BMI，上腕周囲長では見落としやすい．
　握力や歩行速度などの身体機能評価に注意が必要．

●機能訓練の内容
　機能維持…飢餓，侵襲異化期，不応性悪液質のとき
　機能改善…上記以外の場合

●エネルギー蓄積量
　目標体重に到達するために必要となるエネルギー付加量を示す

●嚥下障害レベル
【経口摂取なし】
Lv.1：嚥下訓練を行っていない
Lv.2：食物を用いない嚥下訓練を行っている
Lv.3：ごく少量の食物を用いた嚥下訓練を行っている

【経口と代替栄養】
Lv.4：1食分未満の嚥下食を経口摂取しているが代替栄養が主体
Lv.5：1-2食の嚥下食を経口摂取しているが代替栄養が主体
Lv.6：3食の嚥下食経口摂取が主体で不足分の代替栄養を行っている

【経口のみ】
Lv.7：3食の嚥下食を経口摂取している代替栄養は行っていない
Lv.8：特別食べにくいものを除いて3食経口摂取している
Lv.9：食物の制限はなく，3食を経口摂取している

【正常】
Lv.10：摂食・嚥下障害に関する問題なし（正常）

●嚥下調整食分類コード・とろみ

0j	均質で付着性・凝集性・硬さに配慮したゼリー．離水が少なくスライス状にすくうことが可能なもの
0t	均質で付着性・凝集性・硬さに配慮したとろみ水
1j	均質で付着性・凝集性・硬さ・離水に配慮したゼリー・プリン・ムース状のもの
2-1	ピューレ・ペースト・ミキサー食など，均質でなめらかでべたつかず，とまりやすいもの，スプーンですくってたべることが可能なもの
2-2	ピューレ・ペースト・ミキサー食などでべたつかず，まとまりやすいもので不均質なものも含む，スプーンですくってたべることが可能なもの
3	形はあるが，押しつぶしが容易，食塊形成や移送が容易，咽頭でばらけず嚥下しやすいように配慮されたもの．多量の離水がない
4	硬さ・ばらけやすさ・貼りつきやすさなどのないもの．箸やスプーンで切れるやわらかさ
濃いとろみ	スプーンを傾けても形状がある程度保たれ流れにくい（粘度300〜500mPas）
中間のとろみ	スプーンを傾けるととろとろと流れる（粘度150〜300mPas）
薄いとろみ	スプーンを傾けるとすっと流れ落ちる（粘度50〜150mPas）

図3　つづき

（二井・他，2014）[4]

ための手段の一つとして，リハ栄養管理を学習，実践してもらいたい．

リハビリテーション栄養の実践

リハ栄養の実践で難しいのは，病院，施設，在宅によって最適な実践方法が異なる点である．急性期病院，回復期リハ病院，施設，在宅でのリハ栄養実践例を**表4**に示す[3]．リハ栄養に関心のある人がまわりにほとんどいない場合には，2職種以上でリハ栄養を話し合う機会をつくることが，第一歩となる．

リハ栄養は一施設で完結することは少ないので，地域連携が必要である．リハ栄養の情報共通ツールの1つとして，リハビリテーション栄養サマリー（**図3**）の活用が有用である[4]．

文献
1) 高山仁子・他：回復期リハ病棟における栄養状態とFIMの関連性―回復期リハ病棟協会栄養委員施設調査．静脈経腸栄養 **28**：307，2013．
2) 若林秀隆：脳卒中急性期の嚥下機能障害と嚥下リハビリテーション．*MB Med Reha* **66**：77-85，2006．
3) 若林秀隆：リハビリテーション栄養を始めるにあたって．実践リハビリテーション栄養（日本リハビリテーション栄養研究会，若林秀隆編），医歯薬出版，2014，p3．
4) 二井麻里亜，中原さおり：リハビリテーション栄養サマリーの作成．管理栄養士のためのリハビリテーション栄養（若林秀隆，西岡心大編），臨床栄養 **125**：565-567，2014．

COLUMN リハビリテーション栄養のNST48プロジェクト

日本リハ栄養研究会では，リハ栄養を全国各地で広めるリーダーとなる管理栄養士を増やすために，リハ栄養のNST48プロジェクトを立ち上げた．具体的には，①雑誌「臨床栄養」での「CAREに基づくリハ栄養の症例報告」の連載，②筆者以外，管理栄養士のみが講師を担当する「リハ栄養実践講座」の開催，③リハ栄養のNST48研究生グループの運営を行っている．

リハ栄養のNST48研究生の入会条件は，①39歳以下の管理栄養士，②日本リハ栄養研究会会員，③リハ栄養を学び広めるリーダーになりたい，の3点である．これらを満たす研究生希望の管理栄養士は，Facebookのメッセージで鈴木達郎宛（https://www.facebook.com/tatsuro.suzuki.33）に研究生希望，所属先，年齢，経験年数，メールアドレスの送付と友達申請をしてほしい．承認後にリハ栄養のNST48研究生のFacebookグループに登録する．

今回は管理栄養士のみを対象としているが，このプロジェクトが成功した場合には，PT・OT・STを対象とした新たなプロジェクトを立ち上げたいと考えている．

Chapter 3

主な疾患の
リハビリテーション栄養

Chapter 3 — 主な疾患のリハビリテーション栄養

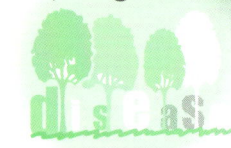

1 廃用症候群

内容のポイント POINT

- 廃用症候群の患者の88〜91％に低栄養を認める．
- 低栄養の原因は侵襲が最も多く，飢餓，悪液質のことも少なくない．
- 低栄養の場合には，レジスタンストレーニングと臨床栄養管理を併用する．
- るいそうより軽度肥満の患者でADLが改善しやすい可能性がある．
- 適正体重でも重度の栄養障害やサルコペニアを認めることがある．

栄養障害の病態

廃用症候群の患者の88〜91％に低栄養を認める[1,2]．低栄養の原因として，飢餓を44％，侵襲を83％，悪液質を30％に認めた[2]．これらの合併を考慮せずにリハを行うと，機能が改善しないどころか逆効果になる場合がある．

廃用症候群と関連する虚弱高齢者の筋萎縮に対する介入研究では，10週間のランダム化比較試験で，レジスタンストレーニング群は筋力や歩行速度が有意に改善したが，栄養補給群は有意な改善を認めなかった[3]．ADLに介助を要する高齢者を対象とした3カ月間のランダム化比較試験では，レジスタンストレーニング群は6カ月後の筋力，歩行速度，バランス能力が有意に改善したが，栄養介入群は有意な改善を認めなかった[4]．

これらより廃用性筋萎縮に対するレジスタンストレーニングは有効，栄養補給の有用性は不明もしくは乏しい．しかし，低栄養状態の場合には，レジスタンストレーニングと臨床栄養管理の併用が必要である．

廃用症候群とBMIの関連を調査した研究では，適正体重より軽度肥満の患者でADLが改善しやすく，やせている場合にADLの改善が少なかった[5]．

Case 症例提示

62歳，女性．既往歴：胆石，脂質異常症．夫，子どもと3人暮らし．発症前は歩行ベースでADL自立，常食経口摂取可能．認知症なし．身長157cm，体重62kg，BMI 25.2．

上腹部に強い腹痛を認めたため入院．急性膵炎と診断された．当初は禁食，水電解質輸液：ソリタ® T3号1,000m*l*（172kcal）＋ヴィーン® D 1,000m*l*（200kcal）＋ビタメジン® 1V（ビタミンB1・B6・B12）で加療された．しかし，重症急性膵炎，ショックとなり2日後ICUに入室，人工呼吸器管理，持続的血液濾過透析となった．3週間後に人工呼吸器管理を離脱

して，ICUを退室．退室後も禁食，中心静脈栄養：ネオパレン® 1号 2,000 ml（1,120 kcal）で加療された．2週間後にようやく安静度が歩行可となったが，全く歩けないためベッドサイドで20分のPT（ROM訓練，ADL訓練，座位訓練）を開始．両下肢のMMTは2-から3-レベルであった．

1週間後，流動食が開始となり，3分粥食，5分粥食，全粥食と徐々に形のある食事形態となった．しかし，食思不振で3割程度しか経口摂取が進まず，水電解質輸液：ソリタ® T3号 1,000 ml（172 kcal）を併用した．PT開始後も筋力やADLが改善せず，今後の食事と栄養のことでNSTに依頼があり，翌日NSTで回診した．本人は足に力が全然入らないので歩けないと今後を心配していた．

リハビリテーション栄養アセスメント

①栄養障害を認めるか．認める場合，何が原因でどの程度か
　身体計測：身長157 cm，体重51 kg，BMI 20.7，体重減少率17.7%（入院後2カ月），AC 24.2 cm，TSF 2.6 cm，AMC 16.0 cm，AMA 20.4 cm^2，%TSF 165%，%AMC 76.6%，%AMA 57.7%，CC 28.0 cm，握力右15 kg，左14 kg．

　検査値（表1）：窒素バランスは負，アルブミン，リンパ球数（448/mm^3），ヘモグロビン，コリンエステラーゼ，総コレステロールの低下を認める．

　身体計測は適正体重であるが，筋肉量の低下が目立つ．検査値は栄養障害を認める．原因は飢餓と侵襲．程度は重度と判断した．

②サルコペニアを認めるか．認める場合，何が原因でどの程度か
　筋肉量減少（CC 28.0 cm），筋力低下（握力14〜15 kg），身体機能低下（歩行困難）があるため，サルコペニアを認める．程度は中等度と判断した．

　加齢：62歳であり加齢の影響は少ないと思われる．
　活動：入院後の安静臥床による廃用症候群，サルコペニアを認める．
　栄養：飢餓によるサルコペニアを認める．
　疾患：侵襲によるサルコペニアを認める．

③摂食嚥下障害を認めるか．認める場合，安全な経口摂取は可能か
　摂食嚥下障害を認めない

④現在の栄養管理は適切か．今後，栄養状態はどうなりそうか
　基礎エネルギー消費量：1,143 kcal，全エネルギー消費量：活動係数1.2，ストレス係数1.1で1,509 kcal．

　エネルギー摂取量：全粥食1,600 kcalだが3割程度の経口摂取で約480 kcal，末梢静脈栄養で1日172 kcal，合計652 kcal．蛋白質は約18 g．

　摂取量−消費量＝−857 kcalと負の栄養バランスより，現在の栄養管理は不適切．
　現在の栄養管理では今後，栄養障害がさらに悪化すると予測した．

⑤機能改善を目標としたリハビリテーションを実施できる栄養状態か
　飢餓と侵襲による重度の栄養障害を認め，今後さらに悪化すると予測されるので，機能改

表1 主な検査項目と基準値

項目	NST回診時	基準値
白血球数	$6.4 \times 10^3/mm^3$	$3.3〜9.0 \times 10^3$
好中球	73%	40〜75
リンパ球	7%	18〜49
赤血球数	$265 \times 10^4/mm^3$	$380〜500 \times 10^4$
ヘマトクリット	24%	34.8〜45.0
ヘモグロビン	8.1g/dL	11.5〜15.0
血小板数	$29 \times 10^4/mm^3$	$14.0〜34.0 \times 10^4$
総蛋白	4.3g/dL	6.7〜8.3
アルブミン	1.6g/dL	3.8〜5.3
総ビリルビン	1.1mg/dL	0.2〜1.1
直接ビリルビン	0.3mg/dL	0〜0.5
アルカリフォスファターゼ	194IU/L	100〜325
GOT（AST）	73IU/L	10〜40
GPT（ALT）	67IU/L	5〜45
γ-GTP	87IU/L	≦30
BUN	14.9mg/dL	8〜23
クレアチニン	0.32mg/dL	0.47〜0.79
尿酸	5.2mg/dL	≦7.0
総コレステロール	84mg/dL	120〜219
中性脂肪	58mg/dL	50〜150
空腹時血糖	128mg/dL	70〜109
コリンエステラーゼ	87IU/L	250〜500
アミラーゼ	174IU/L	55〜175
Na	134mEq/L	137〜147
K	4.9mEq/L	3.5〜5.0
Cl	96mEq/L	98〜108
Ca	7.6mg/dL	8.4〜10.4
P	4.3mg/dL	2.5〜4.5
Mg	2.5mg/dL	1.9〜2.5
CRP	0.9mg/dL	≦0.5
尿中尿素窒素	5.6g/日	
窒素バランス	−4.1g/日	

善を目標としたリハは実施困難．当面は機能維持を目標としたリハを行う．

Plan リハビリテーション栄養ケアプラン

●リハビリテーション栄養のゴール設定

STG（2W）：窒素バランスを正にする．車椅子ベースでADL一部自立．

LTG（2M）：体重2kg増加．伝い歩きベースでADL一部自立．自宅退院．

● 投与ルート

経口摂取と末梢静脈栄養.

● 推定エネルギー必要量

エネルギー消費量（1,509 kcal）＋エネルギー蓄積量（1カ月で1kg強の栄養改善を目指すため300 kcal）＝1,809 kcal, 蛋白質は80gを目標とする.

経口摂取：食事はハーフ食（1,000 kcal）に変更. ラコール® 1日200 ml（200 kcal）を目標.

末梢静脈栄養：ビーフリード® 1,000 ml（420 kcal）＋20％イントラリピッド® 100 ml（200 kcal）.

経口摂取で1日480 kcalとすると, 1日1,100 kcalと基礎エネルギー消費量以下だが, Refeeding症候群に留意して最初はこの程度で徐々に増やしていくことにした.

● リハビリテーションの種類, 内容, 時間（表2）

表2 リハビリテーションの種類, 内容, 時間

種類	目標	内容	時間
PT	機能維持	ROM訓練, ADL訓練, 座位・立位訓練など	20分

Processes 経過

経過を表3に示す. 14日後に窒素バランスが正になったため, 機能改善を目標に訓練室で1日40分のPT（筋力増強訓練, 歩行訓練を追加）に変更した. その後も徐々に経口摂取量が増加して, 28日後には常食を7割程度経口可能となり, 体重は1kg増加した. しかし, 歩行は平行棒内介助歩行レベルであった.

62日後, 体重はさらに1kg増加して53kgとなり, 屋内伝い歩きとトイレ動作が見守りで可能となったため, 自宅退院した. 両下肢のMMT3+レベルに改善した. 本人は寝たきりにならなくてよかったと安心した.

退院後も順調に経口摂取が進んだこともあり, 1カ月後に屋内ADLがすべて自立し, 3カ

表3 NST介入後の経過

経過	リハ栄養ケアプラン	エネルギー摂取量
7日後	ハーフ食5割（500 kcal） ラコール® 1日200 ml（200 kcal）. 末梢静脈栄養はビーフリード® 1,000 ml（420 kcal）＋20％イントラリピッド® 100 ml（200 kcal）.	経口700 kcal, 静脈栄養620 kcal, 計1,320 kcal. 蛋白質は経口34g, 静脈栄養30g, 計64g.
14日後	ハーフ食7割（700 kcal）. ラコール® 1日200 ml（200 kcal）. 末梢静脈栄養はビーフリード® 1,000 ml（420 kcal）＋20％イントラリピッド® 100 ml（200 kcal）.	経口900 kcal, 静脈栄養620 kcal, 計1,520 kcal. 蛋白質は経口44g, 静脈栄養30g, 計74g.
28日後	常食7割（1,260 kcal）. ラコール® 1日200 ml（200 kcal）. 末梢静脈栄養はビーフリード® 500 ml（210 kcal）.	経口1,460 kcal, 静脈栄養210 kcal, 計1,670 kcal. 蛋白質は経口65g, 静脈栄養15g, 計80g.
62日後	常食10割（1,800 kcal）で自宅退院.	経口1,800 kcal. 蛋白質80g.

月後には屋外歩行も自立した.

この症例ではるいそうを認めないため，検査値も含めて栄養状態を評価しなければ単なる廃用症候群と解釈しがちである.しかし，栄養改善と同時にリハを行わなければ，効果がでないどころか逆効果であった可能性がある.

安静臥床の期間が長い場合，廃用症候群の程度が重いだけでなく，疾患が重度で侵襲が大きいため栄養状態も悪いことが多い.一方，サルコペニアが軽度で廃用前の栄養状態が良好であれば，栄養障害も比較的軽度である.廃用症候群の大半の患者に低栄養を認めるため，必ずリハ栄養アセスメントを行う.

文献

1) Wakabayashi H, Sashika H：Association of nutrition status and rehabilitation outcome in the disuse syndrome：a retrospective cohort study. *Gen Med* **12**：69-74, 2011.
2) Wakabayashi H, Sashika H：Malnutrition is associated with poor rehabilitation outcome in elderly inpatients with hospital-associated deconditioning：a prospective cohort study. *J Rehabil Med* **46**：277-282, 2014.
3) Fiatarone MA et al：Exercise training and nutritional supplementation for physical frailty in very elderly people. *N Engl J Med* **330**：1769-1775, 1994.
4) Rosendahl E et al：High-intensity functional exercise program and protein-enriched energy supplement for older persons dependent in activities of daily living：a randomised controlled trial. *Aust J Physiother* **52**：105-113, 2006.
5) Jain NB et al：Association between body mass index and functional independence measure in patients with deconditioning. *Am J Phys Med Rehabil* **87**：21-25, 2008.

COLUMN 日本リハビリテーション栄養研究会と臨床研究

わが国ではリハ栄養に関する臨床研究は少なかった.日本リハビリテーション医学会学術集会では，2008年（第45回）と2009年（第46回）にポスター，2010年（第47回）に口演で栄養のセッション（5～7演題）が1つだけあった.2012年（第49回），2013年（第50回）には口演で栄養のセッションが2つとリハ栄養のランチョンセミナーがあり，増加傾向にある.日本静脈経腸栄養学会でも2012年（第27回）以降，リハ栄養関連の発表が増加しており，2013年（第28回），2014年（第29回）にはリハと栄養管理のシンポジウムが開催された.

この背景の1つに日本リハ栄養研究会の立ち上げがある.リハ栄養を多職種で，考え，学び，実践していく研究会として，2011年に設立された（研究会ホームページ：https://sites.google.com/site/rehabnutrition/）.2014年12月時点で会員数は約4,200人である.年1回の学術集会のほか，リハ栄養セミナー，リハ栄養フォーラム，リハ栄養研究デザイン学習会などを開催している.リハ栄養に関心のある方はぜひ入会してほしい.

Chapter 3 — 主な疾患のリハビリテーション栄養

2　脳卒中

内容のポイント　POINT

- 侵襲や摂食嚥下障害などで低栄養を認めることが少なくない.
- 急性期に栄養状態が悪いと，生命予後と機能予後が悪い.
- 低栄養の脳卒中患者には，リハに臨床栄養管理を併用することが有用である.
- 肥満の患者では適正体重の患者と比較してADLの改善が少ない.
- 肥満の場合，減量することで，ADLのゴールを高くできることがある.

栄養障害の病態

　脳卒中の重症度や手術の有無により大きく異なるが，急性期は侵襲のためエネルギー消費量が増加する．脳卒中患者に栄養障害を認める割合は8.2〜49.0%，摂食嚥下障害を認める割合は24.3〜52.6%であった[1]．また，急性期・回復期で摂食嚥下障害を認める患者は，栄養障害の可能性が2.4倍高かった[1]．

　脳卒中急性期に栄養状態が悪いと，肺炎，他の感染症，褥瘡，消化管出血を起こす割合が有意に高く，発症6カ月後の生命予後と機能予後が有意に悪い[2]．摂食嚥下機能が改善すると栄養状態は改善し[3]，褥瘡は発生しにくくなる[4]ため，摂食嚥下リハが極めて重要である．痙性が高い場合には，エネルギー消費量が増加する．

　一方，肥満を認めることもある．肥満の脳卒中患者では，適正体重の患者と比較してADLの改善が少なく，BMIとFIMの改善に負の相関を認める[5]．

　低栄養の脳卒中患者に栄養強化療法（120 ml, 240 kcal, 蛋白11 gの栄養剤1日3本）を行うと，対照群（120 ml, 127 kcal, 蛋白5 g）と比較して，FIM総得点，FIM運動得点，2分間歩行距離が有意に改善した[6]．栄養リスクのある急性期脳卒中患者に個別の栄養サポートを行うと，通常の栄養サポートと比較して，QOL，握力が有意に高かった[7]．低栄養の脳卒中患者には，リハに臨床栄養管理を併用することが有用である．

Case　症例提示

　70歳，女性．既往歴：高血圧症．夫と2人暮らし．発症前は歩行ベースでADL全自立，常食経口摂取可能．右利き．認知症なし．身長152 cm，体重70 kg，BMI 30.3.

　右視床出血を発症して急性期病院に入院．保存的加療と急性期リハ（PT 20分，OT 20分）を施行された後，リハ継続目的にて発症14日後，回復期リハ病院に転院となった．JCS 0,

左片麻痺はブルンストロームステージで上肢3，手指2，下肢3．感覚は表在覚，深部覚とも重度鈍麻．高次脳機能障害は注意障害のみ．構音障害，摂食嚥下障害はほとんどなし．ADLは車椅子ベースで食事，整容，排泄コントロールのみ自立．座位バランス不安定．転院日から訓練室でPT 60分（ROM訓練，ファシリテーション，ADL訓練，立位・歩行訓練など），OT 60分（患手管理指導，ADL訓練，座位訓練，認知訓練など）が開始となった．食事は1,600 kcalのエネルギーコントロール食を開始した．

肥満が訓練の阻害因子になっているため，肥満改善目的でNSTに依頼があり，入院3日後にNSTで回診した．本人は何としても家のなかを歩きたいと強く希望していた．

リハビリテーション栄養アセスメント

①栄養障害を認めるか．認める場合，何が原因でどの程度か

身体計測：身長152 cm，体重68 kg，BMI 29.4，AC 31.6 cm，TSF 2.8 cm，AMC 22.8 cm，AMA 41.4 cm^2，%TSF 164%，%AMC 113%，%AMA 125%，CC 35.0 cm，握力右20 kg，左0 kg．

検査値（表1）：窒素バランスは正，リンパ球数（2,496/mm^3）を含め，ほぼ正常範囲．

BMI 29.4より肥満を認める．

②サルコペニアを認めるか．認める場合，何が原因でどの程度か

明らかなサルコペニアを認めない．

加齢：70歳で加齢によるサルコペニアの可能性はある．

活動：早期リハを行っており，廃用によるサルコペニアの要素は少ない．

栄養：飢餓，栄養によるサルコペニアを認めない．

疾患：脳出血による侵襲を認める．

③摂食嚥下障害を認めるか．認める場合，安全な経口摂取は可能か

摂食嚥下障害を認めない．

④現在の栄養管理は適切か．今後，栄養状態はどうなりそうか

基礎エネルギー消費量：標準体重（50.8 kg）で計算して1,094 kcal，全エネルギー消費量：活動係数1.4，ストレス係数1.0で1,532 kcal．

エネルギー摂取量：エネルギーコントロール食1日1,600 kcal，蛋白質70 g．

摂取量－消費量＝＋68 kcalと正の栄養バランスより，現在の栄養管理で体重維持は可能．

現在の栄養管理では今後，体重は減少しないと予測した．

⑤機能改善を目標としたリハビリテーションを実施できる栄養状態か

機能改善を目標としたリハは実施可能である．ただし，肥満のため訓練効果を最大限に引き出すことは難しい．

表1　NST回診時の検査値

項目	NST回診時	基準値
白血球数	$6.4 \times 10^3/mm^3$	$3.3 \sim 9.0 \times 10^3$
好中球	44%	40〜75
リンパ球	39%	18〜49
赤血球数	$427 \times 10^4/mm^3$	$380 \sim 500 \times 10^4$
ヘマトクリット	41.9%	34.8〜45.0
ヘモグロビン	14.2 g/dL	11.5〜15.0
血小板数	$28 \times 10^4/mm^3$	$14.0 \sim 34.0 \times 10^4$
総蛋白	7.3 g/dL	6.7〜8.3
アルブミン	3.8 g/dL	3.8〜5.3
総ビリルビン	0.6 mg/dL	0.2〜1.1
直接ビリルビン	0.1 mg/dL	0〜0.5
アルカリフォスファターゼ	236 IU/L	100〜325
GOT (AST)	38 IU/L	10〜40
GPT (ALT)	42 IU/L	5〜45
γ-GTP	29 IU/L	≦30
BUN	15.9 mg/dL	8〜23
クレアチニン	0.76 mg/dL	0.47〜0.79
尿酸	6.9 mg/dL	≦7.0
総コレステロール	218 mg/dL	120〜219
中性脂肪	143 mg/dL	50〜150
空腹時血糖	104 mg/dL	70〜109
コリンエステラーゼ	378 IU/L	250〜500
アミラーゼ	143 IU/L	55〜175
Na	145 mEq/L	137〜147
K	4.5 mEq/L	3.5〜5.0
Cl	108 mEq/L	98〜108
Ca	9.5 mg/dL	8.4〜10.4
P	4.2 mg/dL	2.5〜4.5
Mg	2.4 mg/dL	1.9〜2.5
CRP	0.7 mg/dL	≦0.5
尿中尿素窒素	6.9 g/日	
窒素バランス	+1.0 g/日	

Plan リハビリテーション栄養ケアプラン

●リハビリテーション栄養のゴール設定

STG（1M）：体重減少と屋内歩行自立の見極め．窒素バランスを0にする．車椅子ベースでADL一部自立（移乗見守り）．

LTG（6M）：大幅に体重が減少すれば歩行ベースで家屋内ADL自立（入浴，階段のみ見守り）．現体重なら車椅子ベースでADL一部自立（トイレ動作見守り〜自立）．

●投与ルート

経口摂取.

●推定エネルギー必要量

エネルギー消費量（1,532 kcal）－エネルギー蓄積量（月に1 kg強の減量を目指すため－300 kcal）＝1,232 kcal

経口摂取：エネルギーコントロール食1,200 kcal．窒素バランスが負にならないように蛋白質は多めにする（70 g）．基礎エネルギー消費量を下回らないようにする．

●リハビリテーションの種類，内容，時間（表2）

表2　リハビリテーションの種類，内容，時間

種類	目標	内容	時間
PT	機能改善	ROM訓練，ファシリテーション，ADL訓練，歩行訓練など	60分
OT	機能改善	患手管理指導，ADL訓練，座位訓練，認知訓練など	60分

Processes 経過

表3　NST介入後の経過

経過	リハ栄養ケアプラン	エネルギー摂取量
1カ月後	体重3 kg減少（65 kg），移乗自立．エネルギーコントロール食（1,200 kcal）．	経口1,200 kcal.
5カ月後	体重8 kg減少（57 kg），屋内歩行自立．エネルギーコントロール食（1,200 kcal）．	経口1,200 kcal.

経過を表3に示す．1カ月後に体重が3 kg減少して65 kgとなり，移乗が自立した．窒素バランスは0.1 g/日であった．そのため，左片麻痺は重度のままであったが，LTGを歩行ベースで家屋内ADL自立とした．本人は食事量が少ないのは辛いが，歩けるようになるためならこの食事で頑張ると前向きであった．

5カ月後には体重がさらに8 kg減少して57 kg（BMI 24.7）と適正体重になった．T杖と両側金属支柱付き短下肢装具で屋内歩行が自立して自宅退院となった．退院3カ月後は体重が1 kg増加したが，家屋内ADLはすべて自立して，自宅周囲の屋外歩行も見守りで可能となった．

肥満の脳卒中患者ではADLの改善が少なくなるため，減量でADLの改善を引き出すことが大切である．減量は容易ではないが，訓練意欲の高い患者では成功することが多い．

文献

1) Foley NC et al：A review of the relationship between dysphagia and malnutrition following stroke. *J Rehabil Med* **41**：707-713, 2009.
2) FOOD Trial Collaboration：Poor nutritional status on admission predicts poor outcomes after stroke：observational data from the FOOD trial. *Stroke* **34**：1450-1456, 2003.

3) Elmstahl S et al：Treatment of dysphagia improves nutritional conditions in stroke patients. *Dysphagia* **14**：61-66, 1999.
4) 若林秀隆：摂食・嚥下障害患者の褥瘡発生に関する調査. 褥瘡会誌 **7**：242-244, 2005.
5) Kalichman L et al：Impact of patient's weight on stroke rehabilitation results. *Am J Phys Med Rehabil* **86**：650-655, 2007.
6) MH Rabadi et al：Intensive nutritional supplements can improve outcomes in stroke. *Neurology* **71**：1856-1861, 2008.
7) Ha L et al：Individual, nutritional support prevents undernutrition, increases muscle strength and improves QoL among elderly at nutritional risk hospitalized for acute stroke：a randomized, controlled trial. *Clin Nutr* **29**：567-573, 2010.

COLUMN　ERASとESSENSE

　ERAS（enhanced recovery after surgery）とは，手術の安全性向上，術後合併症の軽減，早期回復，在院日数の短縮，コスト軽減を目的とした周術期管理のプロトコールである．ERASの栄養療法の特徴は，周術期に絶飲食をしないことと，第1病日に静脈栄養を中止することである．リハ，早期離床では選択的結腸切除術を例とすると，手術日に入院，手術当日に2時間の離床，術後1日目から8時間以上の離床と2回以上の歩行が組み込まれている．

　わが国では日本外科代謝栄養学会による臨床的成果を目的としたプロジェクトとして，ESSENSE（ESsential Strategy for Early Normalization after Surgery with patient's Excellent satisfaction）がある．生体侵襲反応の軽減，身体活動性の早期自立，栄養摂取の早期自立，周術期不安軽減と回復意欲の励起の4つを基本理念としている．ESSENSEにはプレハビリテーションも含まれる．

　ベッド上安静の期間がない5日間の入院でも，入院前後で上肢筋力や6分間歩行距離が有意に低下する[1]．そのため今後，リハがERASやESSENSEにかかわる機会が増えると考える．

1) Suesada MM et al：Effect of short-term hospitalization on functional capacity in patients not restricted to bed. *Am J Phys Med Rehabil* **86**：455-462, 2007.

Chapter 3 — 主な疾患のリハビリテーション栄養

3 パーキンソン病

内容のポイント POINT

▶ 振戦や固縮によるエネルギー消費量の増大で，栄養障害となりやすい．
▶ 抑うつ状態や摂食嚥下障害の合併によってエネルギー摂取量が減少しやすい．
▶ Yahr分類Vでは，食形態の工夫や補助栄養を要することが多い．
▶ 調理，買い物，食事動作の障害で低栄養状態となることがある．
▶ 薬物療法で使用するL-ドーパの効果は，低蛋白食療法で増強される．

栄養障害の病態

　パーキンソン病の低栄養に関する系統的レビューでは，低栄養の割合は0〜24％，低栄養のリスクありの割合は3〜60％であった[1]．パーキンソン病では，発症前後に体重減少を認めることが多く，時には数カ月で10kg程度減少する．振戦や固縮によって1日中運動していることになるため，エネルギー消費量が増大する．食事摂取量の調査では，体重が減少した患者ほどむしろ摂取量は増加していた[2]．つまり，エネルギー消費量の増大が体重減少の主な要因と言える．一方，電気刺激や手術といった治療で症状が改善すると，エネルギー消費量が減少し体重が増加する[3,4]．

　エネルギー摂取量が減少する要因として，抑うつ状態，摂食嚥下障害，消化管機能障害，薬物療法の副作用の合併がある．パーキンソン病患者の約半数に摂食嚥下障害を認める．Yahr分類Vの寝たきりでは，食形態の工夫や補助栄養を要することが多い[5]．調理や買い物の活動に障害をきたすため，食事内容が不適切になり低栄養状態となることや，食事動作に障害をきたすことで十分に摂取できないこともある．

　パーキンソン病の薬物療法として，L-ドーパを利用することが多い．その際，低蛋白食療法を行うと，L-ドーパの効果が増強する[6,7]．ただし，低蛋白食によって体重減少がさらに進むリスクがあるので，十分なエネルギー摂取が必須である．

Case 症例提示

85歳，女性．夫と2人暮らし．5年前にパーキンソン病と診断．歩行ベースでADL一部可能だが，最近転倒が増えた．常食経口摂取可能だが誤嚥あり．身長148 cm，体重40 kg，BMI 18.3．

　誤嚥性肺炎の診断で入院．禁食として，酸素療法と抗生剤で治療され，10日間で肺炎は

改善した．その間は水電解質輸液：ソリタ® T3号1,500ml（258kcal）＋ビタメジン® 1V（ビタミンB1・B6・B12）で管理されていた．PTはベッドサイドで1単位（呼吸リハ，ROM訓練，座位訓練）行われていた．

肺炎改善後の水飲みテストでむせたので，今後の食事と栄養のことでNSTに依頼があり，2日後NSTで回診した．本人は食欲がないとのことだった．

リハビリテーション栄養アセスメント

① 栄養障害を認めるか．認める場合，何が原因でどの程度か

身体計測：身長148cm，体重38kg，BMI 17.3，体重減少率5％（入院後），AC 18.6cm，TSF 0.8cm，AMC 16.1cm，AMA 20.6cm^2，％TSF 68.4％，％AMC 83.8％，％AMA 70.1％，CC 26.5cm，握力右11kg，左9kg．

検査値（**表1**）：窒素バランスは負，アルブミン，リンパ球数（936/mm^3），ヘモグロビン，コリンエステラーゼ，総コレステロールの低下を認める．

栄養障害を認め，原因は飢餓と侵襲．程度は中等度と判断した．

② サルコペニアを認めるか．認める場合，何が原因でどの程度か

筋肉量減少（CC 26.5cm），筋力低下（握力9〜11kg），身体機能低下（歩行困難）があるため，サルコペニアを認める．程度は中等度と判断した．

加齢：85歳であり加齢によるサルコペニアが疑われる．

活動：入院後の安静臥床によるサルコペニアが疑われる．

栄養：飢餓によるサルコペニアを認める．

疾患：侵襲によるサルコペニアを認める．

③ 摂食嚥下障害を認めるか．認める場合，安全な経口摂取は可能か

嚥下のスクリーニングテスト（座位で実施）

反復唾液嚥下テスト：2回空嚥下

フードテスト：ムセ，口腔内残留なし

3mlの改訂水飲みテスト：ムセなし

30mlの水飲みテスト：ムセあり

これらの結果より咽頭期の嚥下障害は認めるが，直接訓練は可能と判断した．

④ 現在の栄養管理は適切か．今後，栄養状態はどうなりそうか

基礎エネルギー消費量：894kcal，全エネルギー消費量：活動係数1.2，ストレス係数1.2で1,287kcal．

エネルギー摂取量：禁食．末梢静脈で1日258kcal，アミノ酸，脂肪は0g．

摂取量－消費量＝－1,029kcalと負の栄養バランスより，現在の栄養管理は不適切．

現在の栄養管理では今後，栄養障害がさらに悪化すると予測した．

⑤ 機能改善を目標としたリハビリテーションを実施できる栄養状態か

中等度の栄養障害を認め，今後さらに悪化すると予測されるので，機能改善を目標としたリハは実施困難である．当面は機能維持を目標としたリハを行う．

表1 NST回診時の検査値

項目	NST回診時	基準値
白血球数	$3.9×10^3/mm^3$	$3.3〜9.0×10^3$
好中球	62%	40〜75
リンパ球	24%	18〜49
赤血球数	$331×10^4/mm^3$	$380〜500×10^4$
ヘマトクリット	30%	34.8〜45.0
ヘモグロビン	9.9g/dL	11.5〜15.0
血小板数	$36×10^4/mm^3$	$14.0〜34.0×10^4$
総蛋白	6.4g/dL	6.7〜8.3
アルブミン	2.9g/dL	3.8〜5.3
総ビリルビン	0.4mg/dL	0.2〜1.1
直接ビリルビン	0.1mg/dL	0〜0.5
アルカリフォスファターゼ	314IU/L	100〜325
GOT(AST)	11IU/L	10〜40
GPT(ALT)	9IU/L	5〜45
γ-GTP	13IU/L	≦30
BUN	8.4mg/dL	8〜23
クレアチニン	0.39mg/dL	0.47〜0.79
尿酸	3.6mg/dL	≦7.0
総コレステロール	114mg/dL	120〜219
中性脂肪	87mg/dL	50〜150
空腹時血糖	113mg/dL	70〜109
コリンエステラーゼ	202IU/L	250〜500
アミラーゼ	84IU/L	55〜175
Na	127mEq/L	137〜147
K	5.3mEq/L	3.5〜5.0
Cl	91mEq/L	98〜108
Ca	8.9mg/dL	8.4〜10.4
P	3.5mg/dL	2.5〜4.5
Mg	1.9mg/dL	1.9〜2.5
CRP	1.7mg/dL	≦0.5
尿中尿素窒素	4.1g/日	
窒素バランス	−5.1g/日	

Plan リハビリテーション栄養ケアプラン

●リハビリテーション栄養のゴール設定

STG(1W)：嚥下は3食経口摂取が可能か見極め．窒素バランスを正にする．車椅子ベースでADL一部自立．

LTG(1M)：嚥下は3食経口摂取が可能．現体重を維持．歩行ベースでADL一部自立．自宅退院．

● **投与ルート**

経口摂取と末梢静脈栄養.

● **推定エネルギー必要量**

エネルギー消費量（1,287 kcal）＋エネルギー蓄積量（栄養改善が目標のため300 kcal）＝1,587 kcal.

経口摂取：1日3回ゼリー食1個（150 kcal）．問題がなければ段階的摂食訓練を進める.

末梢静脈栄養：ビーフリード® 1,500 ml（630 kcal）＋10％イントラリピッド® 100 ml（110 kcal）．

1日890 kcalと基礎エネルギー消費量程度だが，Refeeding症候群に留意して最初はこの程度で徐々に増やしていく．

● **リハビリテーションの種類，内容，時間** (表2)

表2　リハビリテーションの種類，内容，時間

種類	目標	内容	時間
PT	機能維持	呼吸リハ，ROM訓練，ADL訓練など	20分
ST	3食経口摂取	摂食嚥下訓練	20分
看護師	3食経口摂取	摂食機能療法	30分

Processe **経過**

経過を表3に示す．抑うつ状態と判断して，抗うつ薬を開始した．順調に段階的摂食訓練が進み，ペースト食の経口摂取で自宅退院となった．退院時体重は38 kgで何とか歩行可能となった．本人は食べる楽しみが少し出てきた．

しかし，3カ月後に再び誤嚥性肺炎の診断で入院した．今度はペースト食の経口摂取は困難であったため，胃瘻を造設した．ゼリー食の経口摂取と胃瘻からの経管栄養の併用で自宅退院となった．退院時は車椅子ベースでADLはほぼ全介助となった．今後，胃食道逆流症が著明な場合には，半固形化栄養や中心静脈栄養を検討する[8]．

表3　NST介入後の経過

経過	栄養ケアプラン	摂取エネルギー量
3日後	1日3回ゼリー食（800 kcal）に変更して，5割程度経口摂取可能．末梢静脈栄養はビーフリード® 1,000 ml（420 kcal）＋10％イントラリピッド® 100 ml（110 kcal）．	経口400 kcal, 静脈栄養530 kcal, 計930 kcal.
7日後	1日3回ペースト食（1,600 kcal）に変更して，5割程度経口摂取可能．末梢静脈栄養はビーフリード® 1,000 ml（420 kcal）＋10％イントラリピッド® 100 ml（110 kcal）．	経口800 kcal, 静脈栄養530 kcal, 計1,330 kcal.
14日後	ペースト食（1,600 kcal）8割程度経口摂取可能．末梢静脈栄養はビーフリード® 500 ml（210 kcal）のみ．	経口1,280 kcal, 静脈栄養210 kcal, 計1,490 kcal.
20日後	ペースト食の経口摂取で自宅退院．	経口1,600 kcal.

パーキンソン病では病状の進行とともに，摂食嚥下障害や栄養障害が悪化することが多い．この症例も徐々に悪化しており今後，楽しみにとしての経口摂取も困難になる可能性が高いと考える．

臨床現場では，重度の栄養障害や脱水，誤嚥性肺炎となるまで経口摂取のみで頑張るが，胃瘻造設後は一切経口摂取しないことが少なくない．QOLを考えると望ましい経過とは言えない．嚥下機能に合わせて段階的に食形態や食事量を落として，楽しみにとしての経口摂取をなるべく長期間継続できるようにする．経口摂取にはこだわるが，「経口摂取のみ」にはこだわらない．

文献

1) Sheard JM et al：Prevalence of malnutrition in Parkinson's disease：a systematic review. *Nutr Rev* **69**：520-532, 2011.
2) Lorefat B et al：Food habits and intake of nutrients in elderly patients with Parkinson's disease. *Gerontology* **52**：160-168, 2006.
3) Perlemonie C et al：Effects of subthalamic nucleus deep brain stimulation and levodopa on energy production rate and substrate oxidation in Parkinson's disease. *Br J Nutr* **93**：191-198, 2005.
4) Montaurier C et al：Mechanisms of body weight gain in patients with Parkinson's disease after subthalamic stimulation. *Brain* **130**：1808-1818, 2007
5) 若林秀隆：パーキンソン病講座：重症患者さんの摂食・嚥下障害のリハビリテーション．難病と在宅ケア **11**：37-40，2005．
6) Tsui JK et al：The effect of dietary protein on the efficiency of L-dopa：a double-blind study. *Neurology* **39**：549-542, 1989.
7) Barichella M et al：Special low-protein foods ameliorate postprandial off in patients with advanced Parkinson's disease. *Mov Disord* **21**：1682-1687, 2006.
8) 若林秀隆：在宅嚥下障害者に対する栄養ケア・マネジメント：苦労した栄養ケア症例―中心静脈栄養例．臨床リハ **16**：528-532，2007．

COLUMN 認知症のリハビリテーション栄養

認知症のリハ栄養とは，認知機能やBPSDの悪化軽減，改善と，その他の機能，活動，参加を最大限発揮させるリハと栄養管理を行うことである．たとえば，認知症高齢者に対する経口栄養剤の摂取で，平均6.5カ月後の体重，BMI，認知機能が有意に改善した[1]．低栄養の認知症の場合，高エネルギーの栄養剤投与は体重増加に有用であり，食欲増進剤，食事介助，食形態調整も体重増加に有用な可能性がある[2]．

一方，リハでは2014年の診療報酬改定で，認知症患者リハ料が新設された．「認知症だからリハできなくても仕方ない」「認知症だから拒食や低栄養は仕方ない」という時代ではなくなった．しかし現在，認知症のリハ栄養が，臨床現場で認識，活用されている状況とはいえない．認知症には，薬物療法，ケア，リハ栄養，心理療法，何らかの社会参加などを併用する包括的対応が重要と考える[3]．

1) Allen VJ et al：Use of nutritional complete supplements in older adults with dementia：systematic review and meta-analysis of clinical outcomes. *Clin Nutr* **32**：950-957, 2013.
2) Hanson LC et al：Oral feeding options for people with dementia：a systematic review. *J Am Geriatr Soc* **59**：463-472, 2011.
3) 若林秀隆：認知症のリハビリテーション栄養，医歯薬出版，2015．

Chapter 3 — 主な疾患のリハビリテーション栄養

4 がん

内容のポイント POINT

▶ 食欲低下などによる経口摂取量低下と悪液質のため，低栄養状態のことが多い．
▶ 人間ではがん患者に栄養を投与してもがんが大きくなるだけというエビデンスはない．
▶ 末期で喘鳴や浮腫を認める場合には，1日500 ml以下の静脈栄養で十分なこともある．
▶ がんの低栄養患者に対する経口栄養介入では，体重とエネルギー摂取量が増加する．
▶ がん悪液質に対しては，運動による抗炎症作用が有用な可能性がある．

栄養障害の病態

　がん自体および化学療法などの治療による食欲低下のため，エネルギー摂取量が低下することが多い．一方，悪液質を認める場合，慢性炎症によってエネルギー消費量が増加するため，栄養障害を認めることが多い．がん患者では低栄養と悪液質の早期発見や認識が重要である[1]．

　がん患者に栄養を投与してもがんが大きくなるだけだからなるべく投与しないほうがよいという迷信がある．しかし，人間ではそのようなエビデンスはなく，他の疾患と全く同様にがんでも適切な臨床栄養管理は必須である．ただし，末期がんで喘鳴や浮腫を認める場合には，1日500 ml以下の静脈栄養で十分なこともある．口腔，咽頭，喉頭，食道のがんや脳腫瘍では，摂食嚥下障害を認めることが多い．

　がんの低栄養患者に対する経口栄養介入の系統的レビューでは，有意な体重増加とエネルギー摂取量増加を認めた[2]．QOLの一部は有意に改善したが，死亡率には有意差を認めなかった．EPA（eicosapentaenoic acid；エイコサペンタエン酸）のがん悪液質に対する有用性は確立されていない[3]．ただし，一部のがん悪液質患者に対しては，EPAが有用なことがある．

　がん悪液質に対しては，運動（レジスタンストレーニング，持久性トレーニングとも）による抗炎症作用が有用な可能性がある[4]．しかし，がん悪液質に対する運動の効果をみた質の高いランダム化比較試験は，現時点では行われていない[5]．

Case 症例提示

　63歳，男性．既往歴なし．妻と2人暮らし．発症前は歩行ベースでADL自立，常食経口摂取可能．認知症なし．身長169 cm，健常時体重55 kg，BMI 19.3．

2カ月前から咳と痰が出るようになった．食欲もなく2カ月で10kg体重が減少した（45kg）．近医で肺がんの疑いと診断され，精査加療目的にて受診して入院．扁平上皮がんの診断で1週間後に左上葉切除術を受けた．リンパ節以外への転移は認めなかった．手術の2日後から全粥食開始となったが1～2割程度しか経口摂取できなかった．エンシュアリキッド®が処方されたが，1日1缶（250ml，250kcal）飲むのがやっとであった．

食事の摂取量が増えないので，今後の食事と栄養のことでNSTに依頼があり，翌日NSTで回診した．PTは手術の2日後から訓練室で20分（呼吸リハ，ADL訓練，歩行訓練）行っていた．本人は頑張ってもこれ以上は食べられないと感じていた．

リハビリテーション栄養アセスメント

①栄養障害を認めるか．認める場合，何が原因でどの程度か

身体計測：身長169cm，体重40kg，BMI 14.0，体重減少率11.1%（入院後），AC 17.2cm，TSF 0.2cm，AMC 16.6cm，AMA 21.9cm^2，%TSF 19.9%，%AMC 71.5%，%AMA 50.4%，CC 25.0cm，握力右19kg，左18kg．

検査値（表1）：窒素バランスは負，他の検査値は軽度の低下を認める．

低栄養の原因は悪液質，飢餓，手術による侵襲．程度は重度と判断した．

②サルコペニアを認めるか．認める場合，何が原因でどの程度か

筋肉量減少（CC 25.0cm），筋力低下（握力18～19kg），身体機能低下（歩行困難）があるため，サルコペニアを認める．程度は重度と判断した．

加齢：63歳であり加齢によるサルコペニアの可能性は低い．
活動：入院前後の活動量低下によるサルコペニアが疑われる．
栄養：飢餓によるサルコペニアを認める．
疾患：悪液質と侵襲によるサルコペニアを認める．

③摂食嚥下障害を認めるか．認める場合，安全な経口摂取は可能か

嚥下のスクリーニングテスト（座位で実施）
反復唾液嚥下テスト：3回空嚥下
30mlの水飲みテスト：2口に分けて嚥下，ムセなし
サルコペニアの摂食嚥下障害を軽度認めるが，経口摂取は可能と判断した．

④現在の栄養管理は適切か．今後，栄養状態はどうなりそうか

基礎エネルギー消費量：1,036kcal，全エネルギー消費量：活動係数1.3，ストレス係数1.2で1,616kcal．

エネルギー摂取量：全粥食1,600kcal，塩分8gだが1～2割程度の経口摂取で約240kcal．エンシュアリキッド® 250kcal．合計490kcal．蛋白質は約19g．

摂取量－消費量＝－1,126kcalと負の栄養バランスより，現在の栄養管理は不適切．
現在の栄養管理では今後，栄養障害がさらに悪化すると予測した．

⑤機能改善を目標としたリハビリテーションを実施できる栄養状態か

重度の栄養障害を認め，今後さらに悪化すると予測されるので，機能改善を目標としたリ

表1 NST回診時の検査値

項目	NST回診時	基準値
白血球数	$7.9 \times 10^3/mm^3$	$3.3 \sim 9.0 \times 10^3$
好中球	76%	40〜75
リンパ球	15%	18〜49
赤血球数	$363 \times 10^4/mm^3$	$380 \sim 500 \times 10^4$
ヘマトクリット	34.3%	34.8〜45.0
ヘモグロビン	11.7 g/dL	11.5〜15.0
血小板数	$37 \times 10^4/mm^3$	$14.0 \sim 34.0 \times 10^4$
総蛋白	6.7 g/dL	6.7〜8.3
アルブミン	3.6 g/dL	3.8〜5.3
総ビリルビン	0.5 mg/dL	0.2〜1.1
直接ビリルビン	0.0 mg/dL	0〜0.5
アルカリフォスファターゼ	573 IU/L	100〜325
GOT（AST）	20 IU/L	10〜40
GPT（ALT）	17 IU/L	5〜45
γ-GTP	67 IU/L	≦30
BUN	9.3 mg/dL	8〜23
クレアチニン	0.45 mg/dL	0.47〜0.79
尿酸	5.3 mg/dL	≦7.0
総コレステロール	154 mg/dL	120〜219
中性脂肪	128 mg/dL	50〜150
空腹時血糖	106 mg/dL	70〜109
コリンエステラーゼ	231 IU/L	250〜500
アミラーゼ	153 IU/L	55〜175
Na	143 mEq/L	137〜147
K	4.4 mEq/L	3.5〜5.0
Cl	105 mEq/L	98〜108
Ca	9.9 mg/dL	8.4〜10.4
P	3.6 mg/dL	2.5〜4.5
Mg	2.4 mg/dL	1.9〜2.5
CRP	1.2 mg/dL	≦0.5
尿中尿素窒素	5.7 g/日	
窒素バランス	−4.1 g/日	

ハは実施困難である．当面は機能維持を目標としたリハを行う．

Plan リハビリテーション栄養ケアプラン

●リハビリテーション栄養のゴール設定

STG（2W）：経鼻経管栄養開始．経口摂取量の変化と胃瘻造設の見極め．窒素バランスを正にする．歩行ベースでADL一部自立．

LTG（1M）：胃瘻造設．経口摂取と経管栄養の併用．現体重を維持する．歩行ベースでADL全自立．自宅退院．

●投与ルート
経口摂取と経管栄養．経口摂取だけでは餓死のリスクが高いため，経管栄養を併用する．

●推定エネルギー必要量
エネルギー消費量（1,616kcal）＋エネルギー蓄積量（月1kg体重増加を目指すため250kcal）＝1,866kcal．

経口摂取：食事はハーフ食（1,000kcal）に変更．本人の好みの食事内容とする．

経管栄養：経鼻経管栄養．EPAを多く含むプロシュア®1日2袋（600kcal）から開始．その後は経口摂取量をみながら徐々にエンシュアH®を追加（1～3缶，375～1,125kcal）した．

●リハビリテーションの種類，内容，時間（表2）

表2 リハビリテーションの種類，内容，時間

種類	目標	内容	時間
PT	機能維持	呼吸リハ，ADL訓練，歩行訓練など	20分
ST	安全な経口摂取	摂食嚥下訓練	20分
看護師	安全な経口摂取	摂食機能療法	30分

Processes 経過

経過を**表3**に示す．経口摂取量は増えず，12日後に胃瘻を造設した．25日後に経口摂取と胃瘻からの経管栄養の併用で自宅退院となった．退院時体重は40kgであった．本人は食べる苦しみから解放されてよかったとほっとしていた．

自宅退院後3カ月の時点では合併症はなく，経口摂取は好きなものだけ楽しみの範囲でし

表3 NST介入後の経過

経過	リハ栄養ケアプラン	エネルギー摂取量
1日後	ハーフ食3割（300kcal）． 経鼻経管栄養はプロシュア®1日2袋（600kcal）．	経口300kcal， 経腸栄養600kcal， 計900kcal．
4日後	ハーフ食3割（300kcal）． 経鼻経管栄養はプロシュア®1日2袋（600kcal）とエンシュアH®1缶（375kcal）．	経口300kcal， 経腸栄養975kcal， 計1,275kcal．
7日後	ハーフ食2割（200kcal）． 経鼻経管栄養はプロシュア®1日2袋（600kcal）とエンシュアH®2缶（750kcal）．	経口200kcal， 経腸栄養1,350kcal， 計1,550kcal．
12日後	胃瘻造設．	
25日後	ハーフ食2割（200kcal）． 経腸栄養はプロシュア®1日2袋（600kcal）とエンシュアH®3缶（1,125kcal）で自宅退院．	経口200kcal， 経腸栄養1,725kcal， 計1,925kcal．

ていた．経管栄養は退院時と同じ内容で継続して，体重は41kgと微増した．退院時より体力が改善して，本人の趣味である旅行に出かけるようになり，QOLが向上した．

　薬品としてのEPA製剤（エパデール®など）もあり，脂質異常症があれば1日2.7gまで処方可能である．蛋白質も含めたエネルギー摂取量が十分であれば，患者の飲みやすい栄養剤にEPA製剤の処方を追加してもよい．

文献

1) Aapro M et al：Early recognition of malnutrition and cachexia in the cancer patient：a position paper of a European School of Oncology Task Force. *Ann Oncol* **25**：1492-1499, 2014.
2) Baldwin C et al：Oral nutritional interventions in malnourished patients with cancer：a systematic review and meta-analysis. *J Natl Cancer Inst* **104**：371-385, 2012.
3) Dewey A et al：Eicosapentaenoic acid（EPA, an omega-3 fatty acid from fish oils）for the treatment of cancer cachexia. *Cochrane Database Syst Rev* **1**：CD004597, 2007.
4) Lira FS et al：Exercise training as treatment in cancer cachexia. *Appl Physiol Nutr Metab* **39**：679-686, 2014.
5) Grande AJ et al：Exercise for cancer cachexia in adults. *Cochrane Database Syst Rev* **11**：CD010804, 2014.

Column　脳性麻痺とリハビリテーション栄養

　脳性麻痺の患者では，不随意運動や痙性を認めることが多い．これらの存在は1日中運動していることとほぼ同様であり，エネルギー消費量が増加する．脳性麻痺に限らず，不随意運動がなく痙性が低い場合と不随意運動を認め痙性が高い場合では，同じ寝たきりでも体重維持に必要なエネルギー量が大きく異なる．特に痙直型よりアテトーゼ型の脳性麻痺でエネルギー必要量が多くなる．

　一方，痙性の強い脳性麻痺患者にバクロフェン髄注療法を行うと，体重が増加しやすくなる．これは痙性が低くなり，エネルギー消費量が減少するためである．また，体重だけでなく，身長の伸びが改善したという報告もある[1]．この場合，強い痙性のために栄養障害で発育が阻害されていたと言える．小児では発育のためのエネルギー蓄積量が必要なため，エネルギー必要量が多くなる．痙性コントロールは，小児の適切な発育にも有用な可能性がある．

1) Bottanelli M et al：Weight and height gain after intrathecal baclofen pump implantation in children with spastic tetraparesis. *Dev Med Child Neurol* **46**：788-789, 2004.

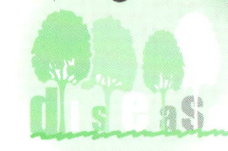

5 誤嚥性肺炎

内容のポイント

- 栄養障害やサルコペニアを合併することが多い.
- 呼吸, 排痰, 咳, 炎症, 発熱でエネルギー消費量が増大する.
- 入院前後の栄養障害の悪化と廃用に伴い, サルコペニアの摂食嚥下障害が進行する.
- サルコペニアの摂食嚥下障害の原因検索が必要である.
- 入院直後からの早期経口摂取の取り組みが大切である.

栄養障害の病態

　誤嚥性肺炎は高齢者に多く, 栄養障害やサルコペニアを認めることが多い. 呼吸, 排痰, 咳, 炎症, 発熱でエネルギー消費量が増大する. 一方, 肺炎発症前から経口摂取が困難であるため, 入院時すでに低栄養状態や脱水のことが多い. さらに入院後, 末梢静脈輸液のみで栄養状態が悪化する. 栄養障害の悪化と廃用に伴い全身と嚥下関連筋のサルコペニアが進行して, さらに摂食嚥下障害が悪化する.

　肺炎治療後の投与ルートは, 経口摂取の可否の判断が必要である. 経口摂取と経管栄養の場合には, 胃食道逆流症の存在に留意し, 半固形化栄養法を検討する[1].

　誤嚥性肺炎の患者に摂食嚥下リハを行うと, 補助栄養なく経口摂取できる割合が増加する[2]. 誤嚥性肺炎の患者に理学療法士による早期リハを行うと, 入院30日後の死亡率が改善する[3]. 高齢の肺炎入院患者では, 入院後2日以内に経口摂取を開始した場合, より早期に経口摂取で退院できる[4]. つまり入院直後からの早期経口摂取の取り組みが大切である.

症例提示

　70歳, 女性. 長女家族と4人暮らし. 1年前と3カ月前に2回誤嚥性肺炎で入院したが, 抗生剤による治療後, 経口摂取が可能であったため, そのまま自宅退院していた. 歩行ベースでADL一部可能, 常食の経口摂取可能だが, 固形物が飲み込みにくく, エンシュアH®を1日2缶処方されていた. 身長152cm, 体重40kg, BMI 17.3.

　今回も誤嚥性肺炎で入院. 禁食として, 酸素療法と抗生剤で治療され, 1週間で肺炎は改善した. その間は水電解質輸液：ソリタ®T3G号1,000ml（300kcal）＋ヴィーン®D 500ml（100kcal）＋ビタメジン®1V（ビタミンB1・B6・B12）で管理されていた. PTはベッドサイ

ドで1単位（呼吸リハ，ROM訓練，座位訓練）行われていた．

肺炎改善後のフードテストでむせを認めたので，今後の食事と栄養のことでNSTに依頼があり，翌日NSTで回診した．本人は早く食事を開始して自宅に退院したいと希望していた．

リハビリテーション栄養アセスメント

①栄養障害を認めるか．認める場合，何が原因でどの程度か

身体計測：身長152cm，体重38kg，BMI 16.4，体重減少率5%（入院後），AC 18.2cm，TSF 0.6cm，AMC 16.3cm，AMA 21.2cm^2，%TSF 35.1%，%AMC 80.5%，%AMA 63.9%，CC 25.5cm，握力右15kg，左15kg．

検査値（表1）：窒素バランスは負，アルブミン，リンパ球数（828/mm^3），ヘモグロビン，コリンエステラーゼ，総コレステロールの低下を認める．

栄養障害の原因は誤嚥性肺炎による侵襲と飢餓．程度は中等度と判断した．

②サルコペニアを認めるか．認める場合，何が原因でどの程度か

筋肉量減少（CC 25.5cm），筋力低下（握力15kg），身体機能低下（歩行困難）があるため，サルコペニアを認める．程度は中等度と判断した．

加齢：70歳であり加齢によるサルコペニアの可能性がある．

活動：入院後の安静臥床によるサルコペニアが疑われる．

栄養：飢餓によるサルコペニアを認める．

疾患：侵襲によるサルコペニアを認める．

③摂食嚥下障害を認めるか．認める場合，安全な経口摂取は可能か

嚥下のスクリーニングテスト（座位で実施）

反復唾液嚥下テスト：3回空嚥下

フードテスト：ムセあり

3mlの改訂水飲みテスト：ムセなし

30mlの水飲みテスト：数回に分けて嚥下，全量は不可

これらの結果より咽頭期の嚥下障害は認め，直接訓練は困難と判断した．嚥下造影や嚥下内視鏡が必要である．

④現在の栄養管理は適切か．今後，栄養状態はどうなりそうか

基礎エネルギー消費量：972kcal，全エネルギー消費量：活動係数1.2，ストレス係数1.1で1,283kcal．

エネルギー摂取量：禁食．末梢静脈で1日400kcal，アミノ酸，脂肪は0g．

摂取量－消費量＝－883kcalと負の栄養バランスより，現在の栄養管理は不適切．

現在の栄養管理では今後，栄養障害がさらに悪化すると予測した．

⑤機能改善を目標としたリハビリテーションを実施できる栄養状態か

中等度の栄養障害を認め，今後さらに悪化すると予測されるので，機能改善を目標としたリハは実施困難．当面は機能維持を目標としたリハを行う．

表1 NSTの回診時の検査値

項目	NST回診時	基準値
白血球数	$4.6 \times 10^3/mm^3$	$3.3 \sim 9.0 \times 10^3$
好中球	72%	40〜75
リンパ球	18%	18〜49
赤血球数	$324 \times 10^4/mm^3$	$380 \sim 500 \times 10^4$
ヘマトクリット	30%	34.8〜45.0
ヘモグロビン	10.3 g/dL	11.5〜15.0
血小板数	$42 \times 10^4/mm^3$	$14.0 \sim 34.0 \times 10^4$
総蛋白	5.3 g/dL	6.7〜8.3
アルブミン	2.6 g/dL	3.8〜5.3
総ビリルビン	0.5 mg/dL	0.2〜1.1
直接ビリルビン	0.1 mg/dL	0〜0.5
アルカリフォスファターゼ	198 IU/L	100〜325
GOT (AST)	9 IU/L	10〜40
GPT (ALT)	8 IU/L	5〜45
γ-GTP	18 IU/L	≦30
BUN	7.5 mg/dL	8〜23
クレアチニン	0.39 mg/dL	0.47〜0.79
尿酸	5.5 mg/dL	≦7.0
総コレステロール	113 mg/dL	120〜219
中性脂肪	106 mg/dL	50〜150
空腹時血糖	104 mg/dL	70〜109
コリンエステラーゼ	171 IU/L	250〜500
アミラーゼ	59 IU/L	55〜175
Na	135 mEq/L	137〜147
K	4.6 mEq/L	3.5〜5.0
Cl	99 mEq/L	98〜108
Ca	8.9 mg/dL	8.4〜10.4
P	3.8 mg/dL	2.5〜4.5
Mg	2.2 mg/dL	1.9〜2.5
CRP	0.9 mg/dL	≦0.5
尿中尿素窒素	3.7 g/日	
窒素バランス	−4.6 g/日	

Plan リハビリテーション栄養ケアプラン

●リハビリテーション栄養のゴール設定

STG (2W)：嚥下は直接訓練が可能か見極め．静脈栄養から経管栄養に移行して，エネルギー必要量を投与．歩行ベースでADL一部自立．

LTG (1M)：胃瘻から経管栄養．可能なら経口摂取併用．現在の体重維持．歩行ベースでADL全自立して自宅退院．

● **投与ルート**

最初は経管栄養（経鼻経管）と末梢静脈栄養の併用．胃瘻を造設して徐々に経管栄養のみに移行．可能なら経口摂取を併用する．

● **推定エネルギー必要量**

エネルギー消費量（1,283 kcal）＋エネルギー蓄積量（月1kg強の栄養改善を目指すため300 kcal）＝1,583 kcal．

経管栄養：1日3回ラコール® 100 mlずつ（計300 kcal）．

末梢静脈栄養：ビーフリード® 1,000 ml（420 kcal）＋20%イントラリピッド® 100 ml（200 kcal）．

1日920 kcalと基礎エネルギー消費量程度だが，Refeeding症候群に留意して最初はこの程度で徐々に経管栄養を増やしていく．

● **リハビリテーションの種類，内容，時間**（表2）

表2 リハビリテーションの種類，内容，時間

種類	目標	内容	時間
PT	機能維持	呼吸訓練，ADL訓練，起居動作訓練など	20分
ST	直接訓練可能	摂食嚥下訓練	20分
看護師	直接訓練可能	摂食機能療法	30分

Process 経過

経過を表3に示す．嚥下造影検査で，軽度の喉頭挙上不全，著明な食道入口部の開大不全，著明な食道運動機能障害を認めた．固形物は食道入口部を通過できず，液体は少量ずつ

表3 NST介入後の経過

経過	栄養ケアプラン	摂取エネルギー量
7日後	経腸栄養は1日3回半固形化したラコール® 300 mlずつ（900 kcal）． 末梢静脈栄養はビーフリード® 500 ml（210 kcal）＋20%イントラリピッド® 100 ml（200 kcal）．	経腸栄養900 kcal，静脈栄養410 kcal，計1,310 kcal．
14日後	経腸栄養は1日3回半固形化したラコール® 500 mlずつ（1,500 kcal）．白湯300 ml，食塩3g． 末梢静脈栄養は中止．	経腸栄養1,500 kcal．
21日後	昼のみ流動食の経口開始（300 kcal）． 経腸栄養は1日3回半固形化したラコール®朝，夕500 ml（1,000 kcal），昼200 ml（200 kcal）．白湯300 ml，食塩3g．	経口300 kcal，経腸栄養1,200 kcal，計1,500 kcal．
28日後	1日3回流動食（900 kcal）． 経腸栄養は1日2回半固形化したラコール®朝，夕300 mlずつ（600 kcal）．	経口900 kcal，経腸栄養600 kcal，計1,500 kcal．
35日後	全粥食（1,600 kcal）全量経口摂取． 経腸栄養は中止．	経口1,600 kcal．
40日後	全粥食（1,600 kcal）全量経口摂取で自宅退院．	経口1,600 kcal．

食道入口部を通過するが，食道に5～10分間停滞していた．リウマチ科専門医に併診して，食道に限局した強皮症と強皮症性ミオパチーによる嚥下障害と診断された．

　ステロイドによる薬物療法（プレドニゾロン1日40mg）と，医師，ST，看護師の指導下で自己管理によるバルーン拡張法を開始した．間欠的経口胃経管栄養法（IOG法）と増粘剤による半固形化栄養法の併用[5]が自己管理で可能であったため，胃瘻を造設しなかった．

　治療開始2週間後の嚥下造影検査で，食道入口部開大と食道運動機能に改善を認め，液体であれば経口可能と判断して，昼のみ流動食の経口摂取を開始した．その2週間後の嚥下造影検査では，全粥の食道通過も可能となり，よく咀嚼することを条件に全粥食に変更して経管栄養を中止した．その5日後自宅退院し，退院時の体重は40kgであった．本人は「最初の誤嚥性肺炎のときにここまでしてくれればもっとよかったのに」と感じていたが，食事ができることを喜んでいた．

　強皮症や筋炎の患者の一部は，嚥下関連筋や食道の障害が初発症状となる．診断は容易ではないが，摂食嚥下障害の原因疾患を検索しないでリハを行うのは問題である．この症例でもより早期に摂食嚥下障害の原因疾患を検索していれば，3回も誤嚥性肺炎を起こすことはなかったと考える．

文献

1) 若林秀隆：経管栄養のセーフティマネジメント―胃瘻造設後の胃食道逆流，誤嚥性肺炎への対応．看護技術 **53**：39-41，2007．
2) Momosaki R et al：Effect of dysphagia rehabilitation on oral intake in elderly patients with aspiration pneumonia. *Geriatr Gerontol Int*, 2014. doi：10.1111/ggi.12333．
3) Momosaki R et al：Effect of early rehabilitation by physical therapists on In-hospital mortality after aspiration pneumonia in the elderly. *Arch Phys Med Rehabil* **96**：205-209, 2015．
4) Koyama T et al：Early commencement of oral intake and physical function are associated with early hospital discharge with oral intake in hospitalized elderly individuals with pneumonia. *J Am Geriatr Soc*, in press．
5) 若林秀隆：間欠的経管栄養法と固形化・半固形化栄養を併用したWallenberg症候群の一例．日摂食嚥下リハ会誌 **11**：312，2007．

COLUMN 在宅リハビリテーション栄養

　近年，経腸栄養や中心静脈栄養を在宅で行う患者が増えている．同時に在宅リハ栄養を要する患者も増えている．筆者は週1回在宅リハにかかわっているが，リハ栄養の話や介入をすることが少なくない．たとえば徐々に歩行困難となり自宅で転倒することが増えたので，住環境整備の依頼で訪問したケースは，身長160cm，体重27kgであった．1日1回だけ栄養剤にトロミをつけて飲むが，消化されずそのまま排便していた．四肢MMTは2レベルで，その原因は原疾患よりも飢餓と判断した．当然，住環境整備よりも入院による栄養改善が必要なので，翌日入院していただいた．

　他にも栄養改善のための食事指導，栄養剤の提案，嚥下食指導，トロミのつけ方の指導なども行っている．これらと適切な機能訓練，福祉用具導入，住環境整を同時に行うことで，予測以上にADLやQOLが向上することがある．在宅では入院・入所以上に，PT・OT・STにリハ栄養アセスメントの能力が求められる．

Chapter 3 — 主な疾患のリハビリテーション栄養

6 褥瘡

内容のポイント POINT

- 深い褥瘡ではエネルギー消費量が増加して，栄養障害が悪化しやすい．
- 栄養障害やサルコペニアでやせているほど骨突出などのために褥瘡が生じやすい．
- 褥瘡の予防や治療に対する栄養介入の明確なエビデンスは存在しない．
- 摂食嚥下障害患者では，栄養状態低下を認める場合に褥瘡が発生しやすい．
- 半固形化栄養法による投与時間の短縮が，褥瘡の予防と治療に有用である．

栄養障害の病態

　深達度によって，浅い褥瘡（持続する発赤，真皮までの潰瘍，びらん，水疱）と深い褥瘡（皮下組織，筋肉，骨に達する潰瘍）に分類される．深い褥瘡では，滲出液が増え炎症や感染を認めることが多く侵襲が大きくなるため，エネルギー消費量が増加する．栄養障害でやせているほど骨突出などのために褥瘡が生じやすい．

　NPUAP分類Ⅲ，Ⅳ度の褥瘡を有する経管栄養患者に，基礎エネルギー消費量×1.1×1.3〜1.5のエネルギー量（37.9±6.5 kcal/kg/日）を投与すると，対照群（研究前と同等のエネルギー量，29.1±4.9 kcal/kg/日）と比較して褥瘡のサイズが8週間以降で有意に改善した[1]．しかし，2014年のコクランレビューでは，褥瘡の予防や治療に対する栄養介入の明確なエビデンスは存在しないとされた[2]．

　摂食嚥下障害患者では，重度の摂食嚥下障害，多数（5つ以上）の危険因子，特に栄養状態低下を認める場合に褥瘡が発生しやすい[3]．経管栄養では半固形化栄養法による投与時間の短縮が，褥瘡の予防と治療に有用である．

症例提示

　86歳，男性．特別養護老人ホーム入所．2年前に脳梗塞を発症し，重度右片麻痺，失語，摂食嚥下障害でADL全介助，胃瘻造設．老人保健施設を経て入所．健常時の身長は162 cm．健常時の体重は60 kgであったが現体重は不明．胃瘻から1日800 kcal投与していた．

　仙骨部に深い褥瘡を認めたため，加療目的にて転院．DESIGN-Rでは，D4E6s12I9G5N3P9（皮下組織を越える損傷，滲出液は多量で1日2回以上のドレッシング交換を要する，大きさ64 cm以上100 cm未満，炎症・感染は発熱など全身的影響あり，良性肉芽が創面の10%未満を占める，柔らかい壊死組織あり，ポケットは4 cm以上16 cm未満）で48点であった．

転院時に誤嚥性肺炎を合併していた．経管栄養は中止し，酸素療法と抗生剤で治療され，10日間で肺炎は改善した．その間は水電解質輸液：ソリタ® T3G号500m*l*（150kcal）＋ヴィーン® D1,000m*l*（200kcal）＋ビタメジン® 1V（ビタミンB1・B6・B12）で管理されていた．

経管栄養を再開したところ嘔吐したので，今後の栄養管理のことでNSTに依頼があり，2日後にNSTで回診した．リハは未実施であった．

▶ リハビリテーション栄養アセスメント

① 栄養障害を認めるか．認める場合，何が原因でどの程度か

身体計測：身長162cm，体重35kg，BMI 13.3，体重減少率不明，AC 15.4cm，TSF 0.2cm，AMC 14.6cm，AMA 17.0cm^2，%TSF 21.2%，%AMC 69.8%，%AMA 48.0%，左CC 22.0cm，握力右0kg，左5kg．

検査値（表1）：窒素バランスは負，アルブミン，リンパ球数（348/mm^3），ヘモグロビン，コリンエステラーゼ，総コレステロールの低下を認める．

低栄養の原因は飢餓と褥瘡感染による侵襲で，程度は重度と判断した．

② サルコペニアを認めるか．認める場合，何が原因でどの程度か

筋肉量減少（CC 22.0cm），筋力低下（握力5kg），身体機能低下（歩行困難）があるため，サルコペニアを認める．程度は重度と判断した．

加齢：86歳であり加齢によるサルコペニアが疑われる．

活動：安静臥床によるサルコペニアを認める．

栄養：飢餓によるサルコペニアを認める．

疾患：侵襲によるサルコペニアを認める．

③ 摂食嚥下障害を認めるか．認める場合，安全な経口摂取は可能か

嚥下のスクリーニングテスト（ギャッジアップ30度で実施）

反復唾液嚥下テスト：0回空嚥下

フードテスト：ムセ，口腔内残留あり

3m*l*の改訂水飲みテスト：ムセあり

これらの結果より重度の摂食嚥下障害で経口摂取は困難と判断した．

④ 現在の栄養管理は適切か．今後，栄養状態はどうなりそうか

基礎エネルギー消費量：776kcal，全エネルギー消費量：活動係数1.1，ストレス係数1.4で1,195kcal．

エネルギー摂取量：禁食．末梢静脈で1日350kcal，アミノ酸，脂肪は0g．

摂取量－消費量＝－845kcalと負の栄養バランスより，現在の栄養管理は不適切．

現在の栄養管理では今後，栄養障害がさらに悪化すると予測した．

⑤ 機能改善を目標としたリハビリテーションを実施できる栄養状態か

重度の栄養障害を認め，今後さらに悪化すると予測されるので，機能改善を目標としたリハは実施困難である．当面は機能維持を目標としたリハを行う．ただし，体重増加を目指し

表1 NST回診時の検査値

項目	NST回診時	基準値
白血球数	$11.6 \times 10^3/mm^3$	$3.3 \sim 9.0 \times 10^3$
好中球	85%	40〜75
リンパ球	3%	18〜49
赤血球数	$237 \times 10^4/mm^3$	$380 \sim 500 \times 10^4$
ヘマトクリット	25%	34.8〜45.0
ヘモグロビン	8.1 g/dL	11.5〜15.0
血小板数	$49 \times 10^4/mm^3$	$14.0 \sim 34.0 \times 10^4$
総蛋白	5.1 g/dL	6.7〜8.3
アルブミン	1.6 g/dL	3.8〜5.3
総ビリルビン	1.5 mg/dL	0.2〜1.1
直接ビリルビン	0.2 mg/dL	0〜0.5
アルカリフォスファターゼ	371 IU/L	100〜325
GOT（AST）	63 IU/L	10〜40
GPT（ALT）	72 IU/L	5〜45
γ-GTP	83 IU/L	≦30
BUN	12.3 mg/dL	8〜23
クレアチニン	0.35 mg/dL	0.47〜0.79
尿酸	6.3 mg/dL	≦7.0
総コレステロール	79 mg/dL	120〜219
中性脂肪	46 mg/dL	50〜150
空腹時血糖	68 mg/dL	70〜109
コリンエステラーゼ	84 IU/L	250〜500
アミラーゼ	98 IU/L	55〜175
Na	147 mEq/L	137〜147
K	3.1 mEq/L	3.5〜5.0
Cl	110 mEq/L	98〜108
Ca	6.8 mg/dL	8.4〜10.4
P	3.3 mg/dL	2.5〜4.5
Mg	1.9 mg/dL	1.9〜2.5
CRP	5.8 mg/dL	≦0.5
尿中尿素窒素	4.6 g/日	
窒素バランス	-5.0 g/日	

ても筋肉ではなく脂肪で増加することが予測されるため，体重維持を目標とする．

Plan リハビリテーション栄養ケアプラン

●リハビリテーション栄養のゴール設定

STG（2W）：半固形化栄養法で経管栄養が可能か見極め．窒素バランスを0にする．

LTG（3M）：半固形化栄養法で経管栄養が可能．現体重を維持．浅い褥瘡に改善して老人

ホームに退院.

●投与ルート
最初は経管栄養（胃瘻）と末梢静脈栄養の併用．徐々に経管栄養のみに移行する．

●推定エネルギー必要量
エネルギー消費量（1,195 kcal）＋エネルギー蓄積量（体重維持が目標のため0 kcal）＝1,195 kcal.

経管栄養：1日3回増粘剤で半固形化[4)]したラコール® 100 mlずつ（計300 kcal）.

末梢静脈栄養：ビーフリード® 1,000 ml（420 kcal）．1日720 kcalと基礎エネルギー消費量程度だが，Refeeding症候群に留意して最初はこの程度で徐々に経管栄養を増やしていく．

●リハビリテーションの種類，内容，時間（表2）

表2　リハビリテーションの種類，内容，時間

種類	目標	内容	時間
PT	機能維持	ROM訓練，ポジショニングなど	20分

経過

経過を表3に示す．増粘剤で半固形化した経腸栄養剤では，嘔吐などの合併症を認めなかった．投与時間を短縮できたため，体位交換が容易となった．エアマット，局所療法を併用した結果，3カ月後に浅い褥瘡に改善して，老人ホームに退院した．退院時のDESIGN-Rは，d2e1s9i0g1n0p0（真皮までの損傷，滲出液は少量で毎日のドレッシング交換を要しない，大きさ36 cm以上64 cm未満，局所の炎症徴候なし，良性肉芽が創面の90％以上を占める，壊死組織なし，ポケットなし）で12点に改善した．退院時の体重は37 kgであった．

退院時にPT，管理栄養士が協働して，リハ栄養サマリーを作成した．老人ホームでは増粘剤による半固形化は困難と考え，市販の半固形化栄養剤に変更した．全エネルギー消費量を活動係数1.1，ストレス係数1.1に変更して計算すると939 kcalとなったため，アクトケ

表3　NST介入後の経過

経過	リハ栄養ケアプラン	エネルギー摂取量
7日後	1日3回半固形化したラコール® 200 mlずつ（600 kcal）．末梢静脈栄養はビーフリード® 1,000 ml（420 kcal）．	経腸栄養600 kcal,静脈栄養420 kcal,計1,020 kcal.
14日後	1日3回半固形化したラコール® 400 mlずつ（1,200 kcal）．白湯300 ml，食塩3 g．末梢静脈栄養は中止．	経腸栄養1,200 kcal.
84日後	1日3回アクトケアMASTEL 5000® 150 g（900 kcal），白湯1日700 ml.	経腸栄養900 kcal,水分934 ml.
90日後	1日3回アクトケアMASTEL 5000® 150 g（900 kcal），白湯1日700 mlで退院．	経腸栄養900 kcal,水分934 ml.

ア MASTEL5000® 150g（300kcal）を1日3回とした．半固形化栄養剤には水分が少ないため，脱水にならないように白湯を多めに投与する．

　どの半固形化栄養法を選択するかは，コストと手間によるところが大きい．実際に栄養剤を半固形化して投与する人の意見を尊重することが重要である．

文献

1) Ohura T et al：Evaluation of effects of nutrition intervention on healing of pressure ulcers and nutritional states（randomized controlled trial）. *Wound Repair Regen* **19**：330-336, 2011.
2) Langer G, Fink A：Nutritional interventions for preventing and treating pressure ulcers. *Cochrane Database Syst Rev* **6**：CD003216, 2014.
3) 若林秀隆：摂食・嚥下障害患者の褥瘡発生に関する調査．褥瘡会誌 **7**：242-244，2005.
4) 若林秀隆：栄養剤の分類と種類・半固形化の実際．難病と在宅ケア **14**：61-64，2008.

COLUMN　リハビリテーション栄養を海外に

　リハ栄養の概念は日本で考えたものであり，海外にはリハ栄養の考え方は全く普及していない．そのため，リハ栄養を日本から海外に普及させることが重要である．2014年に障害を伴うサルコペニアに対するリハ栄養のレビュー論文が，J Cachexia Sarcopenia Muscleに掲載された[1]．リハ栄養の考え方を明記した最初の英語論文であり，現時点では最も重要なリハ栄養の論文と考える．

　脳卒中，大腿骨近位部骨折，廃用症候群，サルコペニアの摂食嚥下障害に対するリハ栄養のレビューを行っている．リハ領域の研究では栄養やサルコペニアに対する関心がとても低いが，日本では2010年以降，栄養やサルコペニアの論文が徐々に増えていることを示した．2011年に日本リハ栄養研究会が設立されて，第3回日本リハ栄養研究会学術集会では629人の参加があったことも紹介した．オープンアクセスで全文読める論文なので，多くの方に読んでほしい．

1) Wakabayashi H, Sakuma K：Rehabilitation nutrition for sarcopenia with disability：a combination of both rehabilitation and nutrition care management. *J Cachexia Sarcopenia Muscle* **5**：269-277, 2014.

Chapter 3 —主な疾患のリハビリテーション栄養

7 大腿骨近位部骨折

内容のポイント POINT

▶ 骨折前から栄養障害，サルコペニア，認知症を合併していることが多い．
▶ 骨折と手術による侵襲や周術期の禁食で，栄養障害が悪化する．
▶ 摂食嚥下障害を認めることが少なくないので，必ず摂食嚥下機能を評価する．
▶ エネルギー，蛋白質投与による栄養改善の弱いエビデンスが存在する．
▶ 転院時にはリハ栄養サマリーなどで，リハ栄養ケアマネジメントの連携を行う．

栄養障害の病態

　大腿骨近位部骨折は高齢者に多く，骨折前から栄養障害，サルコペニア，認知症を合併していることが多い．栄養障害の原因としては，骨折と手術による侵襲，周術期の禁食，摂食嚥下障害などがある．

　大腿骨近位部骨折術後患者の34%に摂食嚥下障害を認めるため[1]，すべての大腿骨近位部骨折患者に摂食嚥下障害の存在を疑うべきである．骨折前からの摂食嚥下障害，骨折と手術による侵襲，周術期の禁食，栄養障害などによって，術後にサルコペニアの摂食嚥下障害を認めることが少なくない．

　大腿骨近位部骨折に対する栄養介入のコクランレビューでは，エネルギー，蛋白質投与による栄養改善の弱いエビデンスが存在する[2]．ビタミンDとカルシウムの併用では大腿骨近位部などの骨折が減少する可能性があるが，ビタミンD単独による骨折予防効果はない[3]．

Case 症例提示

79歳，男性．既往歴：高血圧症．長男家族と5人暮らし，骨折前は歩行ベースでADL自立，常食経口摂取可能．認知症なし．身長157cm，体重45kg，BMI 18.3．

　転倒して右大腿骨近位部骨折を受傷し入院．翌日に人工骨頭置換術を受けた．手術の翌日から常食開始となったがムセを認め，2日後に誤嚥性肺炎と診断された．禁食として，酸素療法と抗生剤で治療され，1週間で肺炎は改善した．その間は水電解質輸液：ソリタ®T3号500ml（86kcal）＋ヴィーン®D 1,000ml（200kcal）＋ビタメジン®1V（ビタミンB1・B6・B12）のみであった．PTはベッドサイドで20分（呼吸リハ，ROM訓練，座位訓練）行っていた．面会に来た孫から「やせたね」といわれて，本人は落ち込んでいた．

肺炎改善後の水飲みテストでむせたので，今後の食事と栄養のことでNSTに依頼があり，翌日NSTで回診した．本人は食事開始を強く希望していた．

リハビリテーション栄養アセスメント

①栄養障害を認めるか．認める場合，何が原因でどの程度か

身体計測：身長157 cm，体重41 kg，BMI 16.6，体重減少率8.9％（入院後），AC 19.6 cm，TSF 0.4 cm，AMC 18.3 cm，AMA 26.8 cm^2，％TSF 39.2％，％AMC 80.8％，％AMA 64.8％，左CC 26.5 cm，握力右17 kg，左14 kg．

検査値（**表1**）：窒素バランスは負，アルブミン，リンパ球数（858/mm^3），ヘモグロビン，コリンエステラーゼ，総コレステロールの低下を認める．

原因は飢餓と侵襲（骨折，手術，誤嚥性肺炎）．程度は中等度と判断した．

②サルコペニアを認めるか．認める場合，何が原因でどの程度か

筋肉量減少（左CC 26.5 cm），筋力低下（握力14〜17 kg），身体機能低下（歩行困難）があるため，サルコペニアを認める．程度は中等度と判断した．

加齢：79歳であり加齢によるサルコペニアが疑われる．
活動：安静臥床によるサルコペニアを認める．
栄養：飢餓によるサルコペニアを認める．
疾患：侵襲によるサルコペニアを認める．

③摂食嚥下障害を認めるか．認める場合，安全な経口摂取は可能か．

嚥下のスクリーニングテスト（座位で実施）
反復唾液嚥下テスト：1回空嚥下
フードテスト：ムセ，口腔内残留なし
3 mlの改訂水飲みテスト：ムセなし
30 mlの水飲みテスト：ムセあり
これらの結果より咽頭期の嚥下障害は認めるが，直接訓練は可能と判断した．

④現在の栄養管理は適切か．今後，栄養状態はどうなりそうか

基礎エネルギー消費量：945 kcal，全エネルギー消費量：活動係数1.2，ストレス係数1.2で1,361 kcal．

エネルギー摂取量：禁食．末梢静脈で1日286 kcal，アミノ酸，脂肪は0 g．

摂取量－消費量＝－1,075 kcalと負の栄養バランスより，現在の栄養管理は不適切．

現在の栄養管理では今後，栄養障害がさらに悪化すると予測した．

⑤機能改善を目標としたリハビリテーションを実施できる栄養状態か

中等度の栄養障害を認め，今後さらに悪化すると予測されるので，機能改善を目標としたリハは実施困難である．当面は機能維持を目標としたリハを行う．

表1　NST回診時の検査値

項目	NST回診時	基準値
白血球数	$7.8 \times 10^3/mm^3$	$3.3 \sim 9.0 \times 10^3$
好中球	54%	40〜75
リンパ球	11%	18〜49
赤血球数	$306 \times 10^4/mm^3$	$380 \sim 500 \times 10^4$
ヘマトクリット	28%	34.8〜45.0
ヘモグロビン	8.5g/dL	11.5〜15.0
血小板数	$27 \times 10^4/mm^3$	$14.0 \sim 34.0 \times 10^4$
総蛋白	5.6g/dL	6.7〜8.3
アルブミン	2.8g/dL	3.8〜5.3
総ビリルビン	0.5mg/dL	0.2〜1.1
直接ビリルビン	0.2mg/dL	0〜0.5
アルカリフォスファターゼ	236IU/L	100〜325
GOT（AST）	23IU/L	10〜40
GPT（ALT）	19IU/L	5〜45
γ-GTP	216IU/L	≦30
BUN	9.7mg/dL	8〜23
クレアチニン	0.48mg/dL	0.47〜0.79
尿酸	3.8mg/dL	≦7.0
総コレステロール	94mg/dL	120〜219
中性脂肪	73mg/dL	50〜150
空腹時血糖	83mg/dL	70〜109
コリンエステラーゼ	103IU/L	250〜500
アミラーゼ	75IU/L	55〜175
Na	139mEq/L	137〜147
K	3.8mEq/L	3.5〜5.0
Cl	103mEq/L	98〜108
Ca	8.4mg/dL	8.4〜10.4
P	2.7mg/dL	2.5〜4.5
Mg	2.1mg/dL	1.9〜2.5
CRP	0.7mg/dL	≦0.5
尿中尿素窒素	4.0g/日	
窒素バランス	−5.0g/日	

Plan　リハビリテーション栄養ケアプラン

●リハビリテーション栄養のゴール設定

STG（2W）：嚥下は3食経口摂取が可能か見極め．窒素バランスを正にする．車椅子ベースでADL一部自立．

LTG（3M）：回復期リハ病院に転院のうえ，嚥下は3食経口摂取が可能．体重3kg増加．歩行ベースでADL全自立．自宅退院．

● 投与ルート

経口摂取と末梢静脈栄養.

● 推定エネルギー必要量

エネルギー消費量（1,361kcal）＋エネルギー蓄積量（月1kg強の栄養改善を目指すため300kcal）＝1,661kcal.

経口摂取：1日1回昼のみゼリー1個（50kcal）．問題なければ段階的摂食訓練を進める.

末梢静脈栄養：ビーフリード® 1,500m*l*（630kcal）＋20％イントラリピッド® 100m*l*（200kcal）.

1日880kcalと基礎エネルギー消費量程度だが，Refeeding症候群に留意して最初はこの程度で徐々に増やしていく.

● リハビリテーションの種類，内容，時間（表2）

表2　リハビリテーションの種類，内容，時間

種類	目標	内容	時間
PT	機能維持	ROM訓練，ADL訓練，起居動作訓練など	20分
ST	3食経口摂取	摂食嚥下訓練	20分
看護師	3食経口摂取	摂食機能療法	30分

Processes 経過

経過を表3に示す．順調に段階的摂食訓練が進み，経口摂取で回復期リハ病院に転院となった．退院時は体重42kgに改善した．本人は食事ができることに満足していた．PT，ST，管理栄養士が協働して，リハ栄養サマリーを作成した.

回復期リハ病院では，機能改善を目標として，理学療法を毎日1時間40分，作業療法を毎日20分，看護師による摂食機能療法を30分行った．食事は当初ペースト食（1,600kcal）としたが，栄養改善とともに嚥下機能が改善したため，途中で常食（1,700kcal）に変更した．2カ月後に体重45kgとなり，歩行ベースでADLがすべて自立して自宅に退院した．退

表3　NST介入後の経過

経過	リハ栄養ケアプラン	エネルギー摂取量
2日後	1日3回ゼリー1個ずつ（150kcal）に変更．末梢静脈栄養は変更なし．	経口150kcal，静脈栄養830kcal，計980kcal．
4日後	1日3回ゼリー食（800kcal）に変更．末梢静脈栄養はビーフリード® 1,000m*l*（420kcal）＋10％イントラリピッド® 100m*l*（110kcal）．	経口800kcal，静脈栄養530kcal，計1,330kcal．
7日後	1日3回ペースト食（1,600kcal）に変更．末梢静脈栄養は中止．	経口1,600kcal．
12日後	ペースト食の経口摂取で回復期リハ病院に転院．	経口1,600kcal．

院後は家族と外食できるようになり，本人の楽しみとなった．

　大腿骨近位部骨折に伴う摂食嚥下障害は，適切に評価して対応すれば骨折前の機能まで回復できることが少なくない．しかし，摂食嚥下障害の存在を想定しないなど，周術期での対応を誤ると，誤嚥性肺炎や窒息で致命的となることがある．致命的とならなくても禁食期間が長くなることで，摂食嚥下機能やADLの最終ゴールが低くなることもある．すべての大腿骨近位部骨折患者に摂食嚥下障害を疑うことの重要性を改めて強調する．

文献

1) Love AL et al：Oropharyngeal dysphagia in an elderly post-operative hip fracture population：a prospective cohort study. *Age Ageing* **42**：782-785, 2013.
2) Avenell A et al：Nutritional supplementation for hip fracture aftercare in older people. *Cochrane Database Syst Rev* **1**：CD001880, 2010.
3) Avenell A et al：Vitamin D and Vitamin D analogues for preventing fractures in post-menopausal women and older men. *Cochrane Database Syst Rev* **4**：CD000227, 2014.

COLUMN　神経性食思不振症とリハビリテーション栄養

　神経性食思不振症（拒食症）の患者では，標準体重の20%以上のやせを認め，飢餓による栄養障害であることが多い．拒食，大食，隠れ食いなど食行動の異常や，体重や体型に対する歪んだ認識を認める．治療としては疾患教育，心理療法，薬物療法が中心となり，リハ栄養は補助的な立場である．肺炎などで入院すると，栄養不良のために治療が長期化して，歩行やADLに障害を認めることが少なくない．

　リハ栄養では，Refeeding症候群に留意しながら，経口摂取もしくは経管栄養を行う．栄養療法開始時の投与エネルギー量はRefeeding症候群のリスクが低い場合，体重1kgあたり30kcalを目標として，体重などでモニタリングしながら徐々に増やしていく．リハの目標は当面，機能維持であり，ROM訓練，ADL訓練などを行う．体重増加を確認し，今後も体重増加が見込まれるようであれば，目標を機能改善に変更して，レジスタンストレーニングを低負荷で徐々に行う．体重増加への不安から過度に運動しやすいため，訓練量の調整と安静時間の確保が重要である．

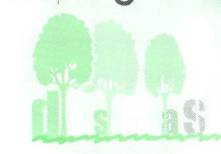

Chapter 3 — 主な疾患のリハビリテーション栄養

8 関節リウマチ

内容のポイント

▶ 過栄養と低栄養を認めることがあるが，低栄養のほうが大きな問題である．
▶ 食欲低下と悪液質のため，栄養障害やサルコペニアを認めることが少なくない．
▶ 筋肉量減少に対して脂肪が維持されるため，BMIは栄養状態を反映しない．
▶ 長期間の生物学的製剤使用で，治療後に体重増加と悪液質の緩和を認める．
▶ 関節リウマチに対する栄養療法の有用性は不明確である．

栄養障害の病態

　関節リウマチ（RA）では，栄養障害を認めることが多い．薬物療法として用いるステロイドによる食欲亢進などの結果，肥満を認めることがある．RA患者では健常者と比較して，BMI，脂肪量が多く，筋肉量，筋肉の質，筋力が低かった[1]．

　一方，RA患者の2/3に悪液質を認めるという報告もある[2]．ただし，筋肉量減少に対して脂肪が維持されるため，RA患者のBMIは栄養状態を反映しない[3]．RA患者97人中24人（25%）に低アルブミン血症（3.4g/dL未満）を認め，病期の進行とともに上腕筋面積が低下した[4]．長期間の生物学的製剤使用で，治療後に体重増加と悪液質の緩和を認めた[5]．コクランレビューでは，RAに対する栄養療法の有用性は不明確である[6]．

症例提示

　55歳，女性．18年前からRA．既往歴：うつ病．夫，子ども2人と4人暮らし，手術前は歩行ベースでADL，APDLとも一部自立，常食経口摂取可能．認知症なし．身長154cm，体重35kg，BMI 14.8．

　右膝関節の変形と痛みが強く，外出困難となったため，人工膝関節置換術目的にて入院．翌日に手術を受けた．手術日の夕方から常食（1,800kcal）開始．翌日から訓練室でPT 40分（ROM訓練，レジスタンストレーニング，ADL訓練，歩行訓練），OT 20分（上肢ROM訓練，レジスタンストレーニング，ADL訓練など）開始となった．右膝の他，両手，両手指，左膝，両足，両足趾に炎症や変形を認めた．

　術後，食思不振で経口摂取が3割程度しかできず，末梢静脈栄養：ビーフリード® 1,000mL（420kcal）を中止できないので，今後の食事と栄養のことでNSTに依頼があり，3日後NSTで回診した．本人は夜も眠れないしリハもやる気がしないと活気がなかった．

表1 NST回診時の検査値

項目	NST回診時	基準値
白血球数	$3.5×10^3/mm^3$	$3.3〜9.0×10^3$
好中球	37%	40〜75
リンパ球	41%	18〜49
赤血球数	$313×10^4/mm^3$	$380〜500×10^4$
ヘマトクリット	30%	34.8〜45.0
ヘモグロビン	10.2g/dL	11.5〜15.0
血小板数	$41×10^4/mm^3$	$14.0〜34.0×10^4$
総蛋白	7.0g/dL	6.7〜8.3
アルブミン	3.6g/dL	3.8〜5.3
総ビリルビン	0.4mg/dL	0.2〜1.1
直接ビリルビン	0.1mg/dL	0〜0.5
アルカリフォスファターゼ	306IU/L	100〜325
GOT（AST）	36IU/L	10〜40
GPT（ALT）	32IU/L	5〜45
γ-GTP	31IU/L	≦30
BUN	9.6mg/dL	8〜23
クレアチニン	0.42mg/dL	0.47〜0.79
尿酸	5.3mg/dL	≦7.0
総コレステロール	163mg/dL	120〜219
中性脂肪	129mg/dL	50〜150
空腹時血糖	106mg/dL	70〜109
コリンエステラーゼ	263IU/L	250〜500
アミラーゼ	84IU/L	55〜175
Na	132mEq/L	137〜147
K	4.0mEq/L	3.5〜5.0
Cl	95mEq/L	98〜108
Ca	9.5mg/dL	8.4〜10.4
P	2.7mg/dL	2.5〜4.5
Mg	2.1mg/dL	1.9〜2.5
CRP	1.3mg/dL	≦0.5
尿中尿素窒素	7.3g/日	
窒素バランス	−0.5g/日	

リハビリテーション栄養アセスメント

①栄養障害を認めるか．認める場合，何が原因でどの程度か

身体計測：身長154cm，体重34kg，BMI 14.3，体重減少率2.9%（入院後），AC 16.4cm，TSF 0.4cm，AMC 15.1cm，AMA 18.3cm^2，%TSF 25.9%，%AMC 72.4%，%AMA 52.3%，左CC 24.5cm，握力右3kg，左1kg（両手指変形のため）．

検査値（**表1**）：窒素バランスはわずかに負，他の検査値は軽度低下〜正常．

低栄養の原因は，飢餓，侵襲，悪液質．程度は中等度と判断した．

②サルコペニアを認めるか．認める場合，何が原因でどの程度か

　筋肉量減少（CC24.5cm），筋力低下（握力1〜3kg），身体機能低下（歩行困難）があるため，サルコペニアを認める．程度は中等度と判断した．

　加齢：55歳であり加齢によるサルコペニアの要素は少ない．
　活動：安静臥床によるサルコペニアの要素は少ない．
　栄養：飢餓によるサルコペニアを認める．
　疾患：侵襲，悪液質によるサルコペニアを認める．

③摂食嚥下障害を認めるか．認める場合，安全な経口摂取は可能か

　摂食嚥下障害を認めない．

④現在の栄養管理は適切か．今後，栄養状態はどうなりそうか

　基礎エネルギー消費量1,008kcal．全エネルギー消費量：活動係数1.3，ストレス係数1.1で1,441kcal．

　エネルギー摂取量：常食3割程度で約480kcal．末梢静脈で420kcal．合計1日約900kcal．摂取量−消費量＝−541kcalと負の栄養バランスより，現在の栄養管理は不適切．

　現在の栄養管理では今後，栄養障害がさらに悪化すると予測した．

⑤機能改善を目標としたリハビリテーションを実施できる栄養状態か

　中等度の栄養障害を認め，今後さらに悪化すると予測されるので，機能改善を目標としたリハは実施困難である．当面は機能維持を目標としたリハを行う．

Plan リハビリテーション栄養ケアプラン

●リハビリテーション栄養のゴール設定

STG（2W）：経口摂取量の見極め（抗うつ薬開始）．窒素バランスを正にする．杖歩行ベースでADL一部自立して自宅退院．
LTG（3M）：体重1kg増加．屋外歩行自立，APDL一部自立．

●投与ルート

　経口摂取と末梢静脈栄養．

●推定エネルギー必要量

　エネルギー消費量（1,441kcal）＋エネルギー蓄積量（当面は体重維持が目標のため0kcal）＝1,441kcal．

　経口摂取：食事はハーフ食（1,000kcal）に変更．EPAを多く含むプロシュア® 1日2袋（600kcal）．

　末梢静脈栄養：経口摂取量に合わせてビーフリード® 0〜1,000ml（420kcal）

●リハビリテーションの種類，内容，時間（表2）

表2　リハビリテーションの種類，内容，時間

種類	目標	内容	時間
PT	機能維持	ROM訓練，ADL訓練，歩行訓練	20分
OT	機能維持	上肢ROM訓練，ADL訓練，関節保護法指導	20分

レジスタンストレーニングは，PT・OTとも中止した．

Processe 経過

表3　NST介入後の経過

経過	リハ栄養ケアプラン	エネルギー摂取量
7日後	ハーフ食6割（600kcal），プロシュア®1日2袋（600kcal），末梢静脈栄養はビーフリード®500m*l*（210kcal）．	経口1,200kcal，静脈栄養210kcal，計1,410kcal．
15日後	ハーフ食10割（1,000kcal），プロシュア®1日2袋（600kcal）で自宅退院．	経口1,600kcal．

経過を表3に示す．抑うつ状態と判断して，抗うつ薬を開始した．ハーフ食に変更して経口摂取量は徐々に増加して，静脈栄養を中止することができた．15日後に経口摂取のみで自宅退院した．退院時は体重34kg．本人は自宅退院への不安を訴えていた．

退院後は機能改善を目的に，PTとOTを外来で週1回行った．3カ月後には体重が36kgとなり，屋外歩行が自立した．本人は夜も眠れ痛みもなく外出ができ，手術をして本当によかったと感じるようになった．

RA患者に対するレジスタンストレーニングは有用である[7]．しかし，栄養障害のためにレジスタンストレーニングが逆効果となることも少なくないので，リハ栄養アセスメントは必須である．

文献

1) Baker JF et al：Deficits in muscle mass, muscle density, and modified associations with fat in rheumatoid arthritis. *Arthritis Care Res (Hoboken)* **66**：1612-1618, 2014.
2) Summers GD et al：Rheumatoid cachexia：a clinical perspective. *Rheumatology* **47**：1124-1131, 2008.
3) Fukuda W et al：Malnutrition and disease progression in patients with rheumatoid arthritis. *Modern Rheumatology* **15**：104-107, 2005.
4) Masuko K：Rheumatoid cachexia revisited：a metabolic co-morbidity in rheumatoid arthritis. *Front Nutr* **1**：20, 2014.
5) Chen CY et al：Long-term etanercept therapy favors weight gain and ameliorates cachexia in rheumatoid arthritis patients：roles of gut hormones and leptin. *Curr Pharm Des* **19**：1956-1964, 2013.
6) Hagen KB et al：Dietary interventions for rheumatoid arthritis. *Cochrane Database Syst Rev* **1**：CD006400, 2009.
7) Baillet A et al：Efficacy of resistance exercises in rheumatoid arthritis：meta-analysis of randomized controlled trials. *Rheumatology (Oxford)* **51**：519-527, 2012.

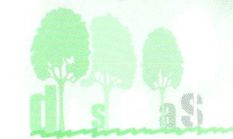

Chapter 3 — 主な疾患のリハビリテーション栄養

9 慢性閉塞性肺疾患

内容のポイント POINT

- 悪液質や食欲低下などのため，栄養障害を認めることが多い．
- 栄養介入で，体重，除脂肪量，脂肪量の増加，6分間歩行距離の改善を認める．
- 低栄養のCOPD患者では，栄養介入で呼吸筋力と健康関連QOLの改善を認める．
- 長期の栄養改善とともに，サルコペニアの摂食嚥下機能が改善することがある．
- 隠れCOPDによるサルコペニアの摂食嚥下障害に留意する．

栄養障害の病態

慢性閉塞性肺疾患（chronic obstructive pulmonary disease；COPD）は慢性気管支炎や肺気腫により生じる閉塞性換気障害を特徴とする疾患である．COPD患者の多くに，るいそうなどの栄養障害を認める．慢性炎症や呼吸機能障害のためにエネルギー消費量が増大する一方，食欲低下や腹部膨満感などのために食事摂取量が少ないことが，栄養障害の要因となっている．

COPDでは呼吸機能障害以外に，摂食嚥下障害，骨粗鬆症，胃潰瘍，心不全，低酸素脳症，脳梗塞，うつ病，睡眠障害，高次脳機能障害などを合併する．つまり，単なる呼吸器疾患ではなく全身疾患と考える．摂食嚥下障害の原因には，呼吸と嚥下反射のタイミングの障害，胃食道逆流，食道入口部開大不全，認知期の障害，嚥下筋の筋萎縮などがある[1]．長期間のフォローで栄養状態の改善とともに，摂食嚥下機能が改善することがある[2]．COPD患者に対する栄養介入で，体重，除脂肪量，脂肪量の増加，6分間歩行距離の改善を認めた[3]．低栄養のCOPD患者では，栄養介入で呼吸筋力と健康関連QOLの改善も認めた[3]．

国内のCOPD患者は530万人以上と推定されているが，これにCOPD予備軍（20年以上の喫煙者の一部）も含めると1,000万人以上と推測される．しかし，自覚症状がはっきりしない場合や症状があっても病院を受診しない場合が大半で，診断されているCOPD患者はごく一部である．そのため，COPD以外の疾患による摂食嚥下障害患者に，診断されていないCOPD（隠れCOPD）を認めることがある．

Case 症例提示

75歳，男性．既往歴：高血圧症，狭心症．長男家族と6人暮らし，入院前は歩行ベースで

家屋内ADLは自立．外出機会は通院のみ．全粥食の経口摂取が可能も水でむせることはあった．身長158 cm，体重46 kg，BMI 18.4．

COPD急性増悪のため入院．禁食，水電解質輸液：ソリタ® T3G号1,500 ml（450 kcal）＋ビタメジン® 1V（ビタミンB1・B6・B12）で加療された．2週間後から全粥食が開始となったがムセを認めたため，再び禁食となった．そのため食事と栄養についてNSTに依頼があり，翌日NSTで回診した．PTはベッドサイドで20分（呼吸リハ，座位訓練，ADL訓練）行っていた．本人はのどにつかえる感じがするが食事はしたいと希望していた．

リハビリテーション栄養アセスメント

①栄養障害を認めるか．認める場合，何が原因でどの程度か

身体計測：身長158 cm，体重43 kg，BMI 17.2，体重減少率6.5%（入院後），AC 20.4 cm，TSF 0.4 cm，AMC 19.1 cm，AMA 29.2 cm^2，%TSF 39.2%，%AMC 84.4%，%AMA 70.6%，左CC 27.5 cm，握力右23 kg，左20 kg．

検査値（表1）：窒素バランスは負，アルブミン，リンパ球数（425/mm^3），ヘモグロビン，コリンエステラーゼ，総コレステロールの低下を認める．

低栄養の原因は飢餓，侵襲，悪液質．程度は中等度と判断した．

②サルコペニアを認めるか．認める場合，何が原因でどの程度か

筋肉量減少（左CC 27.5 cm），筋力低下（握力20〜23 kg），身体機能低下（歩行困難）があるため，サルコペニアを認める．程度は中等度と判断した．

加齢：75歳であり加齢によるサルコペニアが疑われる．

活動：安静臥床によるサルコペニアが疑われる．

栄養：飢餓によるサルコペニアを認める．

疾患：侵襲，悪液質によるサルコペニアを認める．

③摂食嚥下障害を認めるか．認める場合，安全な経口摂取は可能か

嚥下のスクリーニングテスト（座位で実施）

反復唾液嚥下テスト：2回空嚥下

フードテスト：ムセなし，口腔内残留あり

3 mlの改訂水飲みテスト：ムセあり

30 mlの水飲みテスト：未実施

これらの結果より咽頭期の嚥下障害は認め，直接訓練は困難と判断．嚥下造影や嚥下内視鏡が必要である．

④現在の栄養管理は適切か．今後，栄養状態はどうなりそうか

基礎エネルギー消費量：936 kcal，全エネルギー消費量：活動係数1.2，ストレス係数1.2で1,348 kcal．

エネルギー摂取量：禁食．末梢静脈栄養で1日450 kcal，アミノ酸，脂肪は0 g．

摂取量－消費量＝－898 kcalと負の栄養バランスより，現在の栄養管理は不適切．

現在の栄養管理では今後，栄養障害がさらに悪化すると予測した．

表1　NST回診時の検査値

項目	NST回診時	基準値
白血球数	$8.5×10^3/mm^3$	$3.3～9.0×10^3$
好中球	75%	40～75
リンパ球	5%	18～49
赤血球数	$304×10^4/mm^3$	$380～500×10^4$
ヘマトクリット	27%	34.8～45.0
ヘモグロビン	8.3g/dL	11.5～15.0
血小板数	$24×10^4/mm^3$	$14.0～34.0×10^4$
総蛋白	5.6g/dL	6.7～8.3
アルブミン	2.4g/dL	3.8～5.3
総ビリルビン	0.6mg/dL	0.2～1.1
直接ビリルビン	0.3mg/dL	0～0.5
アルカリフォスファターゼ	127IU/L	100～325
GOT (AST)	111IU/L	10～40
GPT (ALT)	7IU/L	5～45
γ-GTP	16IU/L	≦30
BUN	8.3mg/dL	8～23
クレアチニン	0.47mg/dL	0.47～0.79
尿酸	3.6mg/dL	≦7.0
総コレステロール	101mg/dL	120～219
中性脂肪	79mg/dL	50～150
空腹時血糖	95mg/dL	70～109
コリンエステラーゼ	97IU/L	250～500
アミラーゼ	79IU/L	55～175
Na	132mEq/L	137～147
K	4.3mEq/L	3.5～5.0
Cl	95mEq/L	98～108
Ca	8.0mg/dL	8.4～10.4
P	2.5mg/dL	2.5～4.5
Mg	2.3mg/dL	1.9～2.5
CRP	1.1mg/dL	≦0.5
尿中尿素窒素	5.5g/日	
窒素バランス	−6.0g/日	

⑤機能改善を目標としたリハビリテーションを実施できる栄養状態か

　中等度の栄養障害を認め，今後さらに悪化すると予測されるので，機能改善を目標としたリハは実施困難であり，当面は機能維持を目標としたリハを行う．

Plan リハビリテーション栄養ケアプラン

●リハビリテーション栄養のゴール設定

STG（2W）：嚥下は直接訓練が可能か見極め．静脈栄養から経管栄養に移行して，エネルギー必要量を投与．車椅子ベースでADL一部自立．

LTG（1.5M）：胃瘻から経管栄養．可能なら経口摂取併用．体重3kg増加．伝い歩きベースで家屋内ADL一部自立して自宅退院．

●投与ルート

最初は経管栄養（経鼻経管）と末梢静脈栄養の併用．胃瘻造設して徐々に経管栄養のみに移行．可能なら経口摂取を併用する．

●推定エネルギー必要量

エネルギー消費量（1,348kcal）＋エネルギー蓄積量（月1kg強の栄養改善を目指すため300kcal）＝1,648kcal．

経管栄養：1日3回ラコール® 100m*l* ずつ（計300kcal）．

末梢静脈栄養：ビーフリード® 1,000m*l*（420kcal）＋10％イントラリピッド® 100m*l*（110kcal）．

1日830kcalと基礎エネルギー消費量程度だが，Refeeding症候群に留意して最初はこの程度で徐々に経管栄養を増やしていく．

●リハビリテーションの種類，内容，時間（表2）

表2　リハビリテーションの種類，内容，時間

種類	目標	内容	時間
PT	機能維持	呼吸訓練，ADL訓練，起居動作訓練など	20分
ST	直接訓練可能	摂食嚥下訓練	20分
看護師	直接訓練可能	摂食機能療法	30分

Process 経過

経過を**表3**に示す．嚥下造影と嚥下内視鏡を行ったが，咽頭残留が著明で明らかな誤嚥を認めたため，当面の経口摂取は困難と判断した．胃瘻を造設して徐々に末梢静脈栄養を少なくして経管栄養のみとした．伝い歩きベースで家屋内のADLが一部自立して自宅退院となった．退院時の体重は44kgであった．

退院後も外来で月2回PTとSTを行った．栄養状態の改善とともに徐々に嚥下機能が改善したため，直接訓練，経口摂取を開始した．徐々に全粥食の3食経口摂取が可能となり，6ヶ月後に体重が48kgにまで改善して胃瘻を抜去した．本人は喉につかえる感じもなくなり，食べれることにとても満足した．

高齢者では経口摂取のみにこだわりすぎて，栄養障害が重度となることが少なくな

表3 NST介入後の経過

経過	リハ栄養ケアプラン	エネルギー摂取量
2日後	1日3回ラコール® 200m*l* ずつ（600 kcal）．末梢静脈栄養はビーフリード® 1,000m*l*（420 kcal）＋10%イントラリピッド® 100m*l*（110 kcal）．	経腸栄養600 kcal，静脈栄養530 kcal，計1,130 kcal．
4日後	1日3回ラコール® 400m*l* ずつ（1,200 kcal）．末梢静脈栄養はビーフリード® 500m*l*（210 kcal）．	経腸栄養1,200 kcal，静脈栄養210 kcal，計1,410 kcal．
12日後	胃瘻造設．	
34日後	1日3回ラコール® 600, 500, 500m*l*（1,600 kcal）．白湯300m*l*，食塩3gで自宅退院．	経腸栄養1,600 kcal．

い．ある程度の経口摂取が可能な時期から早めに補助栄養を併用するほうが，サルコペニアの摂食嚥下障害の重度化を予防し，QOLの向上につながる場合もある．経口摂取にはこだわるが，経口摂取のみにはこだわらないほうがよいことがある．

文献

1) 若林秀隆：慢性閉塞性肺疾患（COPD）患者への摂食・嚥下リハビリテーションの進め方．*Expert Nurse* **25**：22-26，2009．
2) 若林秀隆：胃瘻からの脱却を目指して―嚥下リハの挑戦：私たちはこうしている―臨床栄養管理との併用．臨床リハ **17**：847-854，2008．
3) Ferreira IM et al：Nutritional supplementation for stable chronic obstructive pulmonary disease. *Cochrane Database Syst Rev* **12**：CD000998, 2012．

COLUMN リハビリテーション栄養ポケットガイド

2014年に株式会社クリニコの提供で，「リハビリテーション栄養ポケットガイド」を発行した．ポケットサイズのリハ栄養の小冊子で，病院，施設，在宅でのリハ栄養の実践に役立つことを目的に，すべての職種に必要なリハ栄養の基本的な知識を解説している．具体的には，リハ栄養の必要性，低栄養の評価と原因，適切な栄養管理，リハの目標設定，リハ効果を高める栄養療法，リハ栄養の実践，Q＆Aについて紹介している．

入手希望の方は同じ病院，施設内の管理栄養士から株式会社クリニコの担当者に請求のこと．管理栄養士の知り合いがいない場合には，株式会社クリニコのホームページから資料・サンプル請求のこと（https://www.clinico.co.jp/medical/request/index.php）．リハ栄養の学習会を行うときの資料として，100部単位で入手して院内，施設，在宅で活用してほしい．

Chapter 3 — 主な疾患のリハビリテーション栄養

10 慢性心不全

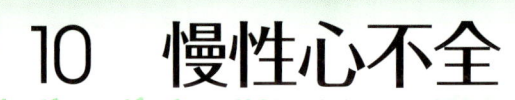

内容のポイント POINT

▶ 心臓悪液質のため，低栄養やサルコペニアを認めることが少なくない．
▶ 低栄養の場合，心血管イベントが発生しやすい．
▶ BMIが高いほど生命予後がよい肥満パラドックスを認める．
▶ BMI18.5以下や心臓悪液質の場合には，運動療法より栄養療法を優先する．
▶ 身体計測による栄養評価では，浮腫や脱水を考慮する．

栄養障害の病態

　慢性心不全は，長期の経過で心臓のポンプ機能が低下する結果，労作時の息切れ，疲労感，夜間の呼吸困難や咳，下肢の浮腫などを認める状態である．心不全の原因疾患には，高血圧症，虚血性心疾患，弁膜症，心筋症，心筋炎，不整脈，先天性心疾患などがある．

　ヨーロッパ静脈経腸栄養学会のガイドラインでは，慢性心不全の経管栄養について，質の高いエビデンスはない[1]．ただし，心臓悪液質（cardiac cachexia）を認める患者は少なくない．最近6カ月間で6％以上の体重減少（浮腫の軽減を除く）を心臓悪液質と定義すると，NYHA分類（表1）でⅡ〜Ⅳの慢性心不全患者の12〜15％が心臓悪液質である[1]．慢性心不全患者の60〜69％に低栄養を認め，低栄養は心血管イベントの発生と関連した[2]．

　慢性心不全では，BMIが高いほど生命予後がよいという報告があり，肥満パラドックスと言われている[3]．そのため，浮腫や顕著な肥満を認めない限り，高血圧症，糖尿病，高脂血症などを合併していなければ，減量を推奨しなくてよいと思われる．一方，BMI18.5以下や心臓悪液質の場合には，運動療法より栄養療法を優先する[4]．

表1　NYHAの心機能分類

Ⅰ：心疾患を有するが，日常生活では疲労・動悸・呼吸困難・狭心症が起こらない．
Ⅱ：心疾患を有し，通常の日常生活における身体活動で，疲労・動悸・呼吸困難・狭心症が起きる．
Ⅲ：心疾患を有し，安静時には無症状であるが，軽い日常生活における身体活動で，疲労・動悸・呼吸困難・狭心症が起きる．
Ⅳ：心疾患を有し，安静時にも心不全症状や狭心症が起きる．

Case 症例提示

80歳，女性．既往歴：高血圧症，糖尿病，陳旧性心筋梗塞（EF 35%）．一人暮らし．入院前は歩行ベースでADL，APDLとも自立．身長151 cm，体重58 kg，BMI 25.4.

慢性心不全の急性増悪，肺炎のため入院．禁食，薬物療法（利尿剤など），水電解質輸液：ソリタ® T3G号1,000 ml（300 kcal）＋ビタメジン® 1V（ビタミンB1・B6・B12）で加療された．浮腫が減少し体重は54 kgになった．10日後からエネルギーコントロール食が開始となったが，少量しか経口摂取できなかったため，食事と栄養についてNSTに依頼があり，翌日NSTで回診した．リハは未実施であった．本人は体を動かしていないし，食べ物をみるだけで食欲がなくなると感じていた．

Assess. リハビリテーション栄養アセスメント

①栄養障害を認めるか．認める場合，何が原因でどの程度か

身体計測：身長151 cm，体重54 kg，BMI 23.7，体重減少率6.9%（入院後，ただし浮腫軽減の要素あり），AC 25.6 cm，TSF 2 cm，AMC 19.2 cm，AMA 29.7 cm^2，%TSF 154%，%AMC 96.8%，%AMA 93.3%，左CC 29.5 cm，握力右17 kg，左16 kg

検査値（表2）：窒素バランスは負，アルブミン，リンパ球数（592/mm^3），ヘモグロビン，コリンエステラーゼ，総コレステロールの低下を認める．

低栄養の原因は飢餓，侵襲，悪液質．程度は中等度と判断した．

②サルコペニアを認めるか．認める場合，何が原因でどの程度か

筋肉量減少（左CC 29.5 cm），筋力低下（握力16～17 kg），身体機能低下（歩行困難）があるため，サルコペニアを認める．程度は軽度と判断した．

加齢：80歳であり加齢によるサルコペニアが疑われる．

活動：安静臥床によるサルコペニアが疑われる．

栄養：飢餓によるサルコペニアを認める．

疾患：侵襲，悪液質によるサルコペニアを認める．

③摂食嚥下障害を認めるか．認める場合，安全な経口摂取は可能か

摂食嚥下障害を認めない．

④現在の栄養管理は適切か．今後，栄養状態はどうなりそうか

基礎エネルギー消費量1,077 kcal，全エネルギー消費量：活動係数1.2，ストレス係数1.1で1,422 kcal.

エネルギー摂取量：エネルギーコントロール食1,400 kcal，塩分6 gだが3割程度の経口摂取で約420 kcal．末梢静脈栄養で1日300 kcal．合計720 kcal．蛋白質は約18 g．

摂取量−消費量＝−702 kcalと負の栄養バランスより，現在の栄養管理は不適切．

現在の栄養管理では今後，栄養障害がさらに悪化すると予測した．

⑤機能改善を目標としたリハビリテーションを実施できる栄養状態か

中等度の栄養障害を認め，今後さらに悪化すると予測されるので，機能改善を目標とし

表2 NST回診時の検査値

項目	NST回診時	基準値
白血球数	$3.7 \times 10^3/mm^3$	$3.3 \sim 9.0 \times 10^3$
好中球	60%	40〜75
リンパ球	16%	18〜49
赤血球数	$276 \times 10^4/mm^3$	$380 \sim 500 \times 10^4$
ヘマトクリット	26.2%	34.8〜45.0
ヘモグロビン	8.9 g/dL	11.5〜15.0
血小板数	$18 \times 10^4/mm^3$	$14.0 \sim 34.0 \times 10^4$
総蛋白	4.8 g/dL	6.7〜8.3
アルブミン	2.2 g/dL	3.8〜5.3
総ビリルビン	0.3 mg/dL	0.2〜1.1
直接ビリルビン	0.0 mg/dL	0〜0.5
アルカリフォスファターゼ	309 IU/L	100〜325
GOT (AST)	36 IU/L	10〜40
GPT (ALT)	34 IU/L	5〜45
γ-GTP	52 IU/L	$\leqq 30$
BUN	24.2 mg/dL	8〜23
クレアチニン	0.41 mg/dL	0.47〜0.79
尿酸	6.6 mg/dL	$\leqq 7.0$
総コレステロール	174 mg/dL	120〜219
中性脂肪	136 mg/dL	50〜150
空腹時血糖	107 mg/dL	70〜109
コリンエステラーゼ	117 IU/L	250〜500
アミラーゼ	167 IU/L	55〜175
Na	134 mEq/L	137〜147
K	4.0 mEq/L	3.5〜5.0
Cl	98 mEq/L	98〜108
Ca	8.6 mg/dL	8.4〜10.4
P	3.1 mg/dL	2.5〜4.5
Mg	2.7 mg/dL	1.9〜2.5
CRP	1.1 mg/dL	$\leqq 0.5$
尿中尿素窒素	6.7 g/日	
窒素バランス	−5.5 g/日	

リハは実施困難である．当面は機能維持を目標としたリハを行う．

Plan リハビリテーション栄養ケアプラン

リハビリテーション栄養のゴール設定

食事の工夫で経口摂取量が増えるか見極め．窒素バランスを正にする．車椅子
一部自立．

全量経口摂取可能．現体重を維持．歩行ベースで家屋内ADL自立して自宅退

院.

●投与ルート
経口摂取と末梢静脈栄養.

●推定エネルギー必要量
エネルギー必要量（1,422 kcal）＋エネルギー蓄積量（体重維持が目標のため0 kcal）＝1,422 kcal. ただし，蛋白質は十分投与する（体重54 kg×ストレス係数1.2＝64.8 g）.

経口摂取：食事はハーフ食（1,000 kcal）に変更. ラコール® 1日400 mL（400 kcal）を目標. 末梢静脈栄養：ソリタ® T3G号500 mL（150 kcal）＋アミパレン® 300 mL（アミノ酸30 g，120 kcal）.

食事の摂取量に合わせて，ラコール®と末梢静脈栄養の量を適宜調整する.

●リハビリテーションの種類，内容，時間（表3）

表3　リハビリテーションの種類，内容，時間

種類	目標	内容	時間
PT	機能維持	座位訓練，ADL訓練，起居動作訓練など	20分

Processo 経過

経過を**表4**に示す. 食事をハーフ食に変更して，1回の食事量を少なくした. その分，食間にラコール® 1日400 mLの経口摂取を目標とした. 軽度の廃用症候群を認め，本人の希望もあったので，PTを開始した. その結果，徐々に食事の摂取量が増加し，退院時にはエネルギーコントロール食（1,400 kcal）を全量経口摂取可能となった. 歩行ベースで家屋内ADL自立して自宅退院し，退院時の体重は54 kgであった.

慢性心不全では浮腫を認めることがあり，その場合には正確なリハ栄養アセスメントは難しくなる. 浮腫や脱水で身体計測，検査値とも数値が変わることに留意する. 栄養状態が改善したのか，浮腫や脱水が変化したのか，迷うことが少なくない.

表4　NST介入後の経過

経過	リハ栄養ケアプラン	エネルギー摂取量
7日後	ハーフ食8割（800 kcal）. ラコール® 1日400 mL（400 kcal）. 末梢静脈栄養はソリタ® T3G号500 mL（150 kcal）＋アミパレン® 150 mL（アミノ酸15 g，60 kcal）.	経口1,200 kcal，静脈栄養210 kcal，計1,410 kcal. 蛋白質は経口49 g，静脈栄養15 g，計64 g.
14日後	エネルギーコントロール食8割（1,120 kcal）. ラコール® 1日200 mL（200 kcal）.	経口1,320 kcal. 蛋白質57 g.
18日後	エネルギーコントロール食10割（1,400 kcal）で自宅退院.	経口1,400 kcal. 蛋白質60 g.

ビーフリード®は末梢静脈栄養でよく使用する輸液剤であるが，禁忌病名にうっ血性心不全が含まれている．そのため，慢性心不全では使用しないことが望ましい．その他の禁忌病名には，肝性昏睡またはその恐れ・疑い，高窒素血症，重篤な腎障害，高度アシドーシス，高乳酸血症，アジソン病，電解質代謝異常，高カリウム血症，高カルシウム血症，甲状腺機能低下症，高マグネシウム血症，高リン血症，副甲状腺機能低下症，乏尿，閉塞性尿路疾患により尿量が減少，アミノ酸代謝異常症，本剤成分または含有成分で過敏症の既往歴と数多くある．輸液剤の禁忌病名は，薬剤師に確認するとよい．

文献
1) Anker SD et al：ESPEN guidelines on enteral nutrition：cardiology and pulmonology. *Clin Nutr* **20**：311-318, 2006.
2) Narumi T et al：Prognostic importance of objective nutritional indexes in patients with chronic heart failure. *J Cardiol* **62**：307-313, 2013.
3) Lavie CJ et al：Impact of obesity and the obesity paradox on prevalence and prognosis in heart failure. *JACC Heart Fail* **1**：93-102, 2013..
4) 飯田有輝・他：NSTと理学療法―慢性心不全患者における栄養管理と運動療法の関わり．PTジャーナル **41**：471-478，2007.

COLUMN あなたの栄養足りていますか

　患者のリハ栄養アセスメントができることは重要である．しかし，同時に自分のリハ栄養アセスメントも行ってほしい．PT・OT・STのなかには，BMI 18.5以下のるいそうや鉄欠乏性貧血を認める人が少なくない．自分の栄養が足りているかどうか，体重・BMIの変化や健診結果で定期的に確認して，よい栄養状態でよい仕事をしてもらいたい．ちなみに筆者のBMIは22だが，リンパ球数がいつも2,000未満である．

　一方，栄養が足りすぎてサルコペニア肥満気味のPT・OT・STもいる．まずはHarris-Benedictの式で自分の基礎エネルギー消費量を標準体重で計算してほしい．次に活動係数1.5～1.7を掛ければ，全エネルギー消費量を計算できる．これを3で割れば1回の食事のエネルギー摂取量の目安となるので，食事の参考にしてほしい．ちなみに私の1回の食事量の目安は751kcalである．また，Harris-Benedictの式からわかるように，年齢を重ねると基礎エネルギー消費量が低下することにも留意してもらいたい．

さらに自己学習したい PT・OT・ST のための
推奨サイトと推奨図書

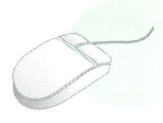

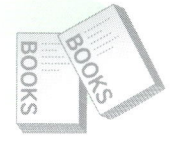

推奨サイト

- **日本リハビリテーション栄養研究会：**
https://sites.google.com/site/rehabnutrition/
リハ栄養を多職種で，考え，学び，実践していくことを目的に，2011年に設立された研究会のホームページ．学術集会，研修会の開催や入会方法などが掲載されている．

- **キーワードでわかる臨床栄養：**
http://www.nutri.co.jp/nutrition/keywords/index.html
書籍「キーワードでわかる臨床栄養」のWEB版．臨床栄養の辞書としての使用が可能であり，内容も充実している．

- **PEGドクターズネットワーク：** http://www.peg.or.jp/
PEGと関連する栄養療法について情報提供を行うNPOのホームページ．PDNレクチャーなど臨床栄養に関する情報も多数，掲載されている．

- **国立健康・栄養研究所：** http://www0.nih.go.jp/eiken/
「日本人の食事摂取基準」や「健康づくりのための身体活動基準2013」など，健康や栄養についての情報が多数掲載されている．

- **日本静脈経腸栄養学会：** http://www.jspen.jp/
NST専門療法士を認定している学会のホームページ．

- **ヨーロッパ静脈経腸栄養学会：** http://www.espen.org/

- **アメリカ静脈経腸栄養学会：** http://www.nutritioncare.org/
ヨーロッパとアメリカの静脈経腸栄養学会のホームページ．Eラーニングサイトもあり，英語と臨床栄養を同時に学習できる．

- **日本摂食嚥下リハビリテーション学会：** http://www.jsdr.or.jp/
日本摂食嚥下リハビリテーション学会認定士を認定している学会のホームページ．

- **EBMと生涯学習の広場 The SPELL：** http://spell.umin.jp/
EBCPの解説や勉強会の紹介を行っている．EBCPの基本はこのサイトで十分学習できる．ただし，独学では限界があるので，勉強会にも参加してもらいたい．

- **ICRweb-ICR臨床研究入門：** http://www.icrweb.jp/

- **臨床試験のためのeTraining center：** https://etrain.jmacct.med.or.jp/
臨床研究の初級から中級レベルの学習が可能なホームページ．

- **PubMed**：http://www.ncbi.nlm.nih.gov/pubmed
- **Google Scholar**：http://scholar.google.co.jp/

EBCPや臨床研究で文献を検索する際には，これらのホームページで行う．キーワードを登録しておくと，キーワードを含む最新の論文タイトルなどをメールで送付してくれるアラート機能が有用である．

BOOKS 推奨図書

- 日本静脈経腸栄養学会：静脈経腸栄養ハンドブック，南江堂，2011.

  静脈経腸栄養の基礎，臨床とも内容が充実しており，PT・OT・STにも有用である．

- 聖隷嚥下チーム：嚥下障害ポケットマニュアル 第3版，医歯薬出版，2011.
- 小山珠美：ビジュアルでわかる早期経口摂取実践ガイド，日総研，2012.

  嚥下障害の本は数多く出版されているが，この2冊が実践には最もおすすめである．

- 松原茂樹・他：臨床研究と論文作成のコツ―読む・研究する・書く，東京医学社，2011.
- 松原茂樹：論文作成ABC：うまいケースレポート作成のコツ，東京医学社，2014.

  臨床研究と論文執筆について最も学びの多い書籍であり，論文執筆の初学者は必読である．

- 上田惇生（翻訳），P. F. ドラッカー：プロフェッショナルの条件―いかに成果をあげ，成長するか（はじめて読むドラッカー：自己実現編），ダイヤモンド社，2000.

  ドラッカーを知らないことは，人生の大きな損失である．「何によって憶えられたいか」と質問されて，すぐに答えられるPT・OT・STであってほしい．

- 若林秀隆・藤本篤士：サルコペニアの摂食・嚥下障害―リハビリテーション栄養の可能性と実践，医歯薬出版，2012.

  サルコペニアとサルコペニアの摂食嚥下障害の学習に最も有用な書籍である．

- 栢下 淳・若林秀隆：リハビリテーションに役立つ栄養学の基礎，医歯薬出版，2014.

  PT・OT・STの学生向けに作成した栄養学の教科書である．栄養学の卒前教育が不十分であったPT・OT・STは，この書籍で栄養学の基礎を学習してもらいたい．

- 荒金英樹・若林秀隆：悪液質とサルコペニア―リハビリテーション栄養アプローチ，医歯薬出版，2014.

  悪液質の学習に最適な教科書である．

推奨図書（つづき）

▶ 日本リハビリテーション栄養研究会・若林秀隆：実践リハビリテーション栄養 病院・施設・在宅でのチーム医療のあり方，医歯薬出版，2014.
先駆的にリハビリテーション栄養を実践している急性期病院，回復期リハ病院，施設，在宅の取り組みを紹介している．

▶ 若林秀隆・西岡心大：臨床栄養 臨時増刊 管理栄養士のためのリハビリテーション栄養，医歯薬出版，2014.
管理栄養士の管理栄養士による管理栄養士のためのリハビリテーション栄養書籍である．PT・OT・STが管理栄養士の視点を知るのに有用である．

▶ 若林秀隆：認知症のリハビリテーション栄養，医歯薬出版，2015.
認知症には，薬物療法，ケアと同時にリハビリテーション栄養を行うことが，予防や早期の治療に有用である．

索引 INDEX

あ
- アミノ酸 …… 11
- アルブミン …… 3
- 悪液質 …… 14

い
- 異化 …… 8
- 異化期 …… 13

え
- エネルギー消費量 …… 44
- エネルギー摂取量 …… 45
- エネルギー蓄積量 …… 18, 48

か
- がん …… 75
- 下腿周囲長 …… 35
- 仮説思考 …… 28
- 活動係数 …… 44, 55
- 関節リウマチ …… 95

き
- 飢餓 …… 12
- 機能維持 …… 22
- 機能改善 …… 22

く
- クエン酸回路 …… 9
- グリコーゲン …… 20
- グルコース …… 10

け
- 検査項目 …… 40
- 原発性サルコペニア …… 17

こ
- コミュニケーション能力 …… 27
- 誤嚥性肺炎 …… 42, 80
- 国際生活機能分類 …… 4

さ
- サプリメント …… 15
- サルコペニア …… 16
- サルコペニアの摂食嚥下障害 …… 42
- サルコペニア肥満 …… 21
- 在宅リハビリテーション栄養 …… 84

し
- 脂質 …… 10
- 脂肪酸 …… 10
- 持久力 …… 20
- 生涯学習能力 …… 27
- 上腕筋囲 …… 38
- 上腕筋面積 …… 38
- 上腕三頭筋皮下脂肪厚 …… 38
- 上腕周囲長 …… 35
- 褥瘡 …… 85
- 心臓悪液質 …… 104
- 神経性食思不振症 …… 94
- 侵襲 …… 13

す
- ストレス係数 …… 44
- 推定エネルギー必要量 …… 47

せ
- 摂食嚥下機能評価 …… 39

そ
- 早期経口摂取 …… 80

た
- 体重減少率 …… 36
- 大腿骨近位部骨折 …… 90
- 蛋白質 …… 10

ち
- チーム形態 …… 53
- 窒素バランス …… 39
- 窒素死 …… 12
- 超職種型 …… 53

て
- 電解質 …… 12

と
- ドラッカー …… 26
- 投与ルート …… 47
- 糖質 …… 9
- 同化 …… 8
- 同化期 …… 13

な
に
- 二次性サルコペニア …… 17
- 日本リハビリテーション栄養研究会 …… 64
- 認知症 …… 74

の
- 脳性麻痺 …… 79
- 脳卒中 …… 65

は
- パーキンソン病 …… 70
- 廃用症候群 …… 2, 60

ひ
- ビタミン …… 11
- 微量元素 …… 12

ふ
- フレイル …… 6
- プレハビリテーション …… 15

ま
- マネジメント …… 26
- 慢性心不全 …… 104
- 慢性閉塞性肺疾患 …… 99

み
- ミネラル …… 11

も
- 問題発見・解決能力 …… 27

や
よ
- 予後予測 …… 23

ら
り
- リハビリテーション（リハ）オーダー …… 5
- リハビリテーション（リハ）栄養 …… 3
- リハビリテーション（リハ）栄養ケアマネジメント …… 28
- リハビリテーション（リハ）栄養サマリー …… 56
- リハビリテーション（リハ）栄養スクリーニング …… 30
- リハビリテーション（リハ）栄養実践 …… 55
- リハビリテーション栄養ポケットガイド …… 103

ろ
- 老嚥 …… 42

欧文索引

B
BMI ……………………………… 36

C
COPD …………………………… 99

E
EAT-10 ………………………… 32
EBCP …………………………… 29
ERAS …………………………… 69
ESSENSE ……………………… 69

F
FD（Faculty Development）……… 26
FRAIL scale …………………… 6

I
ICF ……………………………… 4

M
METs …………………………… 43
MNA®-SF ……………………… 32

N
NST ……………………………… 51
NST48プロジェクト …………… 58

P
presbyphagia …………………… 42

R
Refeeding症候群 ……………… 50

S
SGA ……………………………… 30
SMARTなゴール ……………… 29

【著者略歴】

若林 秀隆
(わかばやし ひでたか)

1995年	横浜市立大学医学部卒業
1995年	日本赤十字社医療センター内科研修医
1997年	横浜市立大学医学部附属病院リハビリテーション科
1998年	横浜市総合リハビリテーションセンターリハビリテーション科
2000年	横浜市立脳血管医療センターリハビリテーション科
2003年	済生会横浜市南部病院リハビリテーション科医長
2008年	横浜市立大学附属市民総合医療センターリハビリテーション科助教
	現在に至る

E-mail：noventurenoglory@gmail.com
リハビリテーション栄養・サルコペニアブログ：http://rehabnutrition.blogspot.com/

PT・OT・STのためのリハビリテーション栄養　第2版
栄養ケアがリハを変える　　ISBN978-4-263-21530-2

2010年 1月10日　第1版第1刷発行
2014年 1月10日　第1版第5刷発行
2015年 4月20日　第2版第1刷発行

著　者　若　林　秀　隆
発行者　大　畑　秀　穂
発行所　医歯薬出版株式会社
〒113-8612　東京都文京区本駒込1-7-10
TEL.（03）5395-7628（編集）・7616（販売）
FAX.（03）5395-7609（編集）・8563（販売）
http://www.ishiyaku.co.jp/
郵便振替番号 00190-5-13816

乱丁，落丁の際はお取り替えいたします．　　印刷・真興社／製本・明光社
© Ishiyaku Publishers, Inc., 2010, 2015. Printed in Japan

本書の複製権・翻訳権・翻案権・上映権・譲渡権・貸与権・公衆送信権（送信可能化権を含む）・口述権は，医歯薬出版（株）が保有します．
本書を無断で複製する行為（コピー，スキャン，デジタルデータ化など）は，「私的使用のための複製」などの著作権法上の限られた例外を除き禁じられています．また私的使用に該当する場合であっても，請負業者等の第三者に依頼し上記の行為を行うことは違法となります．

JCOPY ＜（社）出版者著作権管理機構　委託出版物＞

本書を複写される場合は，そのつど事前に（社）出版者著作権管理機構（電話 03-3513-6969，FAX 03-3513-6979，e-mail：info@jcopy.or.jp）の許諾を得てください．

◀好評 リハ栄養関連書の紹介▶

●最新の認知症のリハビリテーション栄養がわかります！
認知症のリハビリテーション栄養
◆若林秀隆　編著
◆B5判　200頁　定価（本体4,000円＋税）　ISBN978-4-263-21493-0

●リハ栄養実践のヒントが見つかります！
実践リハビリテーション栄養
病院・施設・在宅でのチーム医療のあり方
◆日本リハビリテーション栄養研究会　監修／若林秀隆　編著
◆B5判　142頁　定価（本体3,400円＋税）　ISBN978-4-263-21229-5

●悪液質に関する研究の現状を解説したこれまでになかった一冊！
悪液質とサルコペニア
リハビリテーション栄養アプローチ
◆荒金英樹・若林秀隆　編著
◆B5判　184頁　定価（本体3,800円＋税）　ISBN978-4-263-21441-1

●サルコペニアの摂食・嚥下障害をご存じですか！
サルコペニアの摂食・嚥下障害
リハビリテーション栄養の可能性と実践
◆若林秀隆・藤本篤士　編著
◆B5判　234頁　定価（本体4,400円＋税）　ISBN978-4-263-21869-3

●症例を通して機能訓練やリハにあわせた栄養管理（リハ栄養）を学ぶ！
リハビリテーション栄養ケーススタディ
臨床で成果を出せる30症例
◆若林秀隆　編著
◆B5判　180頁　定価（本体3,600円＋税）　ISBN978-4-263-21867-9

●リハビリテーション栄養のポイントをコンパクトにまとめた一冊！
リハビリテーション栄養ハンドブック
◆若林秀隆　編著
◆B6判　292頁　定価（本体3,600円＋税）　ISBN978-4-263-21863-1

●本邦初！「管理栄養士の，管理栄養士による，管理栄養士のためのリハビリテーション栄養」の書！
臨床栄養　2014年9月臨時増刊号（第125巻4号）
管理栄養士のためのリハビリテーション栄養
◆若林秀隆・西岡心大　編
◆B5判　200頁　定価（本体2,700円＋税）

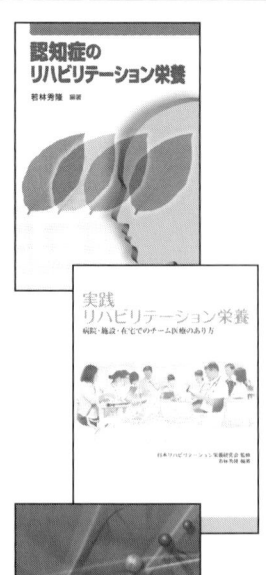

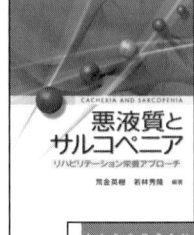

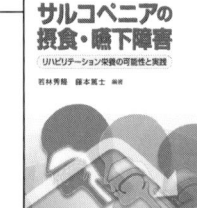

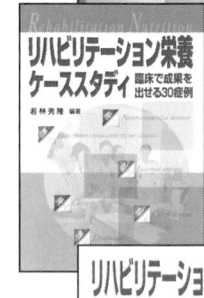

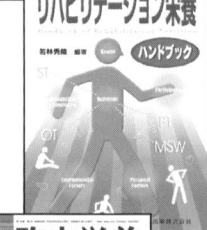

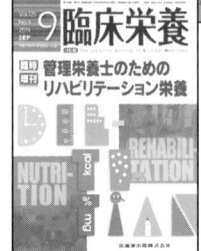

医歯薬出版株式会社　〒113-8612 東京都文京区本駒込1-7-10　TEL03-5395-7610　FAX03-5395-7611　http://www.ishiyaku.co.jp